ABDURAHMAN SHERALIYEV

Resposta das membranas mitocondriais do fígado embrionário e materno

ABDURAHMAN SHERALIYEV

Resposta das membranas mitocondriais do fígado embrionário e materno

e da placenta sobre os efeitos do butifos

ScienciaScripts

Imprint

Any brand names and product names mentioned in this book are subject to trademark, brand or patent protection and are trademarks or registered trademarks of their respective holders. The use of brand names, product names, common names, trade names, product descriptions etc. even without a particular marking in this work is in no way to be construed to mean that such names may be regarded as unrestricted in respect of trademark and brand protection legislation and could thus be used by anyone.

Cover image: www.ingimage.com

This book is a translation from the original published under ISBN 978-620-7-45510-2.

Publisher:
Sciencia Scripts
is a trademark of
Dodo Books Indian Ocean Ltd. and OmniScriptum S.R.L publishing group

120 High Road, East Finchley, London, N2 9ED, United Kingdom
Str. Armeneasca 28/1, office 1, Chisinau MD-2012, Republic of Moldova, Europe
Printed at: see last page
ISBN: 978-620-7-78992-4

Conteúdo

INTRODUÇÃO 2
Capítulo I 5
Capítulo 2 28
Capítulo 3 31
CONCLUSÃO..56
conclusões 61
LISTA DE REFERÊNCIAS 62

INTRODUÇÃO

O aumento do rendimento das culturas é uma das formas mais importantes de resolver o programa alimentar do nosso país independente. A utilização em larga escala de pesticidas de vários espectros de ação desempenha um papel importante neste esforço. As decisões do Governo e do Chefe de Estado prevêem um novo aumento da produção de fertilizantes minerais, meios químicos de controlo de ervas daninhas, pragas e agentes patogénicos das plantas agrícolas. Em particular, os compostos organofosforados estão a ser cada vez mais utilizados em muitas áreas da atividade humana. São utilizados em larga escala na agricultura como pesticidas, bem como em vários processos tecnológicos na indústria.

A utilização prática tão diversificada dos compostos organofosforados na economia nacional, mantendo-se a tendência de crescimento da sua produção e utilização, a presença de quantidades residuais de pesticidas aplicados nos produtos agrícolas, bem como a especificidade dos métodos de tratamento dos objectos agrícolas com os mesmos, ditam a necessidade de um estudo aprofundado do efeito dos compostos organofosforados nos processos bioquímicos e fisiológicos que ocorrem no organismo dos animais e dos seres humanos.

A abordagem do estudo do mecanismo de ação dos pesticidas nos organismos de sangue quente é diversa e complexa. Em particular, o efeito dos pesticidas no desenvolvimento intrauterino, bem como a identificação das suas propriedades teratogénicas e embriotrópicas, atrai grande atenção. A ação dos teratogéneos pode manifestar-se a diferentes níveis de organização de um organismo vivo, em alterações de vários aspectos do metabolismo da célula (Barilyak, Kalinovskaya, 1977,1979; Dyban, 1965; Wilson, 1973), mas o significado destas perturbações metabólicas do feto intrauterino na ocorrência de várias anomalias anatómicas e funcionais ainda não foi totalmente decifrado. A ação de algumas substâncias teratogénicas tem sido estudada principalmente ao nível dos órgãos e tecidos, sendo os seus efeitos ao nível das membranas celulares durante a embriogénese muito menos estudados.

Por outro lado, os estudos realizados a nível celular e subcelular permitem caraterizar o efeito de um determinado pesticida sobre um processo específico localizado em certas estruturas, o que é particularmente importante para elucidar as primeiras fases de interação entre uma substância estranha e os componentes celulares.

Na análise bioquímica do efeito tóxico dos pesticidas, um lugar especial é ocupado pela sua influência nas propriedades estruturais e funcionais das formações subcelulares e, em primeiro lugar, nas membranas mitocondriais. De acordo com vários autores (Rotenberg, 1980; Abo-Khatwa, Holiingworth, 1974), com base na análise dos efeitos de muitas dezenas de pesticidas, as mitocôndrias são os alvos mais prováveis da sua ação.

As principais funções das mitocôndrias estão relacionadas com o complexo ATP-sintetase e com as enzimas redox localizadas na membrana mitocondrial interna. As mitocôndrias desempenham um papel predominante no metabolismo energético das células dos tecidos animais em todas as fases da ontogénese, incluindo o desenvolvimento intrauterino. A morfologia das mitocôndrias durante o desenvolvimento embrionário foi estudada em pormenor, mas os dados sobre a atividade das enzimas mitocondriais durante o crescimento e a diferenciação dos órgãos são contraditórios (Sentyurova, 1975; Greenfeld, Boell, 1968; Makler, 1971).

Foi demonstrado que o efeito dos pesticidas no embrião depende da dose, da duração da administração do medicamento e da idade gestacional. No entanto, questões tão importantes como o funcionamento das enzimas ligadas à membrana das mitocôndrias dos tecidos em diferenciação sob a ação dos pesticidas também não foram suficientemente estudadas. Tendo em conta o que precede, foi de indubitável interesse descobrir o estado da fosforilação oxidativa, a atividade de alguns sistemas de polioenzimas, a composição fosfolipídica e algumas outras propriedades das membranas mitocondriais das mitocôndrias do fígado dos embriões, do organismo materno e da placenta sob a ação de pesticidas.

No âmbito deste objetivo, deviam ser realizadas as seguintes tarefas

1) estudar o efeito do butifos, um desfolhante muito utilizado na cultura do algodão, um dos representantes dos pesticidas organofosforados, na respiração e na fosforilação oxidativa das mitocôndrias do fígado dos embriões, do organismo materno e da placenta;

2) investigar o efeito do butifos na atividade da NAD.H-oxidase, succinatoxidase e citocromo c-oxidase das mitocôndrias do fígado de embriões, do organismo materno e da placenta;

3) investigar o efeito do butifos na composição fosfolípida e proteica das membranas mitocondriais das mitocôndrias hepáticas dos embriões, do organismo materno e da placenta.

No âmbito da resolução destes problemas, estabelecemos:

A administração de butifos a coelhas grávidas no 23º dia de gravidez aumenta ligeiramente a eficiência do sistema de conversão de energia nas mitocôndrias do fígado de coelhas grávidas, mas no 30º dia de gravidez o efeito do butifos é caracterizado por uma diminuição do valor dos parâmetros que caracterizam a fosforilação oxidativa das mitocôndrias do fígado materno;

As mitocôndrias isoladas da placenta de grupos de animais experimentais caracterizam-se por um aumento da taxa de transferência de electrões ao longo da cadeia respiratória. A respiração das mitocôndrias nos estados metabólicos V4* e V4 está especialmente aumentada, o que leva a uma diminuição do valor do controlo respiratório. No entanto, as mitocôndrias isoladas do

Como resultado da administração de butifos nas mitocôndrias do fígado do embrião no 23º dia de desenvolvimento, há um aumento na taxa de transporte de electrões ao longo da cadeia respiratória e uma melhoria na conjugação de drogas, e no 30º dia - uma diminuição nos   parâmetros de oxidação

fosforilação;

a atividade dos sistemas polienzimáticos das mitocôndrias da cadeia respiratória do fígado do embrião aumenta sob a influência do butifos, enquanto a das mitocôndrias do fígado materno e da placenta diminui;

Após uma única injeção de butifos nas mitocôndrias do fígado dos embriões e do organismo materno, verifica-se um aumento do teor de fosfatidiletanolamina, fosfatidilcolina, fosfatidilserina e ácido fosfatídico e uma diminuição da cardiolipina, esfingomielina, lisofosfatidilcolina, lisofosfatidiletanolamina e lisocardiolipina. Ao mesmo tempo, nas mitocôndrias da placenta, o conteúdo de fosfatidiletanolamina, fosfatidilserina, fosfatidilcolina e ácido fosfatídico diminui, ao mesmo tempo que a concentração de cardiolipina, fosfatidilinositol, esfingomielina e lisofosfatidiletanolamina aumenta.

Capítulo I

REVISÃO DA LITERATURA
I.I. Estrutura e funções das mitocôndrias no desenvolvimento embrionário.
1.1.1 Estrutura da membrana mitocondrial e composição da cadeia respiratória.

As mitocôndrias são constituídas por membranas externa e interna, a sua forma e tamanho são específicos dos tecidos e alteram-se durante o desenvolvimento (Bovyagin, 1974; Green e Fleischer, 1964; Green e Goldberger, 1968; Le- ninger, 1966, 1974; Sjoatrand, 1978).

Graças a diferentes abordagens metodológicas em microscopia eletrónica, foi estudada a organização ultra-estrutural das membranas mitocondriais. Na região central das membranas mitocondriais existe uma camada bilipídica contínua, em cuja região hidrofóbica se encontram imersas regiões peptídicas hidrofóbicas de enzimas e glicoproteínas provenientes da matriz e do espaço intermembranar (Borovyagin, 1974).

Sjostrand (1978) desenvolveu métodos originais de preparação de preparações para análise por microscopia eletrónica e propôs um esquema da estrutura das biomembranas. Foram reveladas as diferenças fundamentais na organização ultra-estrutural das membranas externa e interna das mitocôndrias.

A membrana interna mitocondrial, com 150 A de espessura, é constituída por uma estrutura tridimensional proteína-lípido, sendo a camada lipídica responsável por 1/3 da sua espessura.

As membranas externa e interna das mitocôndrias diferem consideravelmente em termos de composição química, propriedades estruturais, morfológicas e funcionais (Archakov, 1971; Parsons, 1967; Smolyetal., 1970; Eraster, Kuylenstiema, 1970; Lee, 1971).

A membrana interna da mitocôndria pertence ao número de "biomembranas conjugantes", ou seja, tem uma função bem definida. Contém as enzimas da cadeia respiratória e da fosforilação (Lehninger, 1966; O'Brien, Matlid, 1973). No laboratório de Schnaitman (Schnaitmanetai., 1968) e de outros investigadores (Poglazov, 1973; (Scholte, 1973; Maisterrenaetal., 1974), obtiveram-se resultados fiáveis a partir dos quais se conclui que a monoamina oxidase, a NAD.H-citocromo-redutase (rotenona-insensível), NAD.H-oxidase, quinurenina hidroxilase.

Todas as proteínas da membrana externa e da matriz mitocondrial, bem como a maioria das proteínas da membrana mitocondrial interna, são sintetizadas fora da mitocôndria. As cadeias polipeptídicas sintetizadas na mitocôndria são relativamente hidrofóbicas e estão firmemente ligadas à membrana (Birchmeier, 1977; Felter, stani, 1978). Uma tal proteína foi isolada sob forma isenta de lípidos e rotulada como proteína estrutural (Kadenbach, 1967).

O sistema de membrana mitocondrial não é apenas a base estrutural das mitocôndrias, mas também contém conjuntos enzimáticos altamente organizados que integram numerosos processos do metabolismo celular (Lehninger, 1966; Skulachev, 1969).

A principal função da cadeia respiratória mitocondrial é a oxidação do NAD.H e do succinato por um sistema de moléculas transferidoras de electrões. Os substratos entram no ciclo de Krebs e cedem átomos de hidrogénio às moléculas de dinucleótidos de nico-tinamidadenina ou à flavoproteína, no caso do succinato (Fig. I). [10]O NAD-H reduzido é oxidado pela cadeia respiratória mitocondrial em várias etapas (a primeira entre a NADH desidrogenase e Q , a segunda entre os citocromos y e c, e a terceira entre o citocromo c e o oxigénio), o que é acompanhado pela acumulação de energia de oxidação e pela síntese de ATP (Lehninger, 1966,1974; Skulachev, 1969; Green e Goldberger, 1968; Racker, 1979).

NAD.N.
Suk cynate

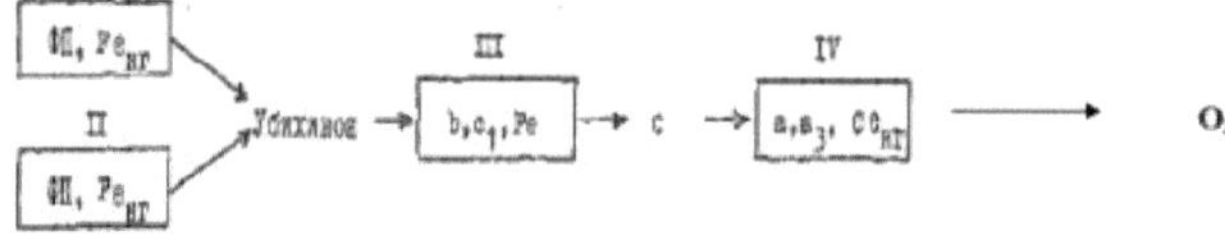

Fig.1. de acordo com V.P. Skulachev (1969)

[H]De facto, a formação de ATP está inseparavelmente ligada ao processo de oxidação, pelo que, em preparações de mitocôndrias firmemente acopladas, na ausência de ADP e F, a respiração praticamente cessa. Por cada molécula de NAD.H oxidada pelo oxigénio molecular, formam-se 3 moléculas de ATP; o coeficiente P/0 (ou ADP/0) para este processo, que reflecte a sua eficiência, é 3, e para a oxidação do succinato é 2.

De um ponto de vista funcional, podem distinguir-se os seguintes segmentos da cadeia respiratória mitocondrial (Fig. I).

1. Oxidação de NAD.H e redução da coenzima Q.

O sistema polienzimático que catalisa a aceleração catalítica deste processo é designado por complexo I. Este complexo com elevada atividade foi obtido pela primeira vez por Hatefietai em 1962. Posteriormente, este complexo foi separado em flavoproteína e proteína de ferro não heme (Hatefietai.,1962). A NAD.H-desidrogenase purificada não contém flavina. É um componente da NADH oxidase da cadeia respiratória (Dancey e Shapiro, 1976). A reação catalisada pela NAD.H-desidrogenase isolada é insensível à rotenona, ao contrário das mitocôndrias intactas ou das partículas submitocondriais, e a sua ativação depende do pH do meio (Agureev et al., 1981).

2. Oxidação do succinato e redução da coenzima Q.

O sistema succinatoxidase ocupa uma posição especial entre os sistemas de transformação de energia na célula (Kondrashova, 1971; Vinogradov, 1982). O elo inicial deste sistema é a reação de oxidação do ácido succínico em ácido fumárico, que é catalisada pela succinato desidrogenase. A atividade desta enzima pode ser alterada por succinato, fumarato e fosfato. A succinato desidrogenase está firmemente associada à membrana mitocondrial interna das mitocôndrias das células animais (Lehninger, 1974) e pensa-se que esteja localizada na superfície interna da membrana mitocondrial interna (Ackreiietal.,1978).

3. Oxidação da coenzima reduzida pelo citocromo c.

O complexo Sh foi isolado por Hatefietal (1962). Este é o complexo mais estudado da cadeia respiratória (Gavrikova et al., 1977; Weiss, Juchs, 1978). Os seus principais componentes são o citocromo b e o citocromo C'|I, UMA proteína de ferro não heme. Ao estudar o complexo citocromo b, citocromo c1 e as suas subunidades, verificou-se que o citocromo c1 é o parceiro funcional e estrutural direto do citocromo b da citocromo redutase mitocondrial.

O complexo Sh contém um fator de oxidação necessário para a redução do citocromo c pelo citocromo b (Hishibayashietal., 1972). Este fator é uma proteína lábil que dá um sinal EPR de g= 1,90. $_{565562}$Erecinckaetal., (1976) isolou e purificou um complexo do citocromo c1 que parece conter quantidades equimolares de citocromo c1,b,b ferro e proteína. $_{562}$Pensa-se que o citocromo ^^ está localizado no lado exterior da membrana e o citocromo b no lado interior.

4. Oxidação do citocromo c reduzido com oxigénio.

O citocromo c-oxidase (complexo 1U) é uma proteína de subunidade. $_3$Supõe-se que um polipeptídeo com um peso molecular de 9500 é o precursor da subunidade da citocromo c-oxidase (Koioravetal., 1981). O complexo 1U contém dois citocromos espectralmente distintos, a e a. O complexo 1U é o local final da cadeia respiratória e efectua a transferência de electrões do citocromo c reduzido. A função catalítica do citocromo c é transferir os electrões do citocromo b e do complexo c1 para a citocromo c oxidase. As subunidades da citocromo oxidase interagem com os fosfolípidos

membranas mitocondriais (Bissonetal, 1979). A citocromo oxidase é constituída por dois grupos de subunidades (Sebaldetal., 1973; Poyton, Schatz, 1975; Hundt, Kadenback, 1977). O primeiro deles é representado por polipéptidos menos hidrofóbicos, que são sintetizados pelo sistema nuclear-citoplasmático e fornecem a função catalítica da enzima propriamente dita. O segundo grupo de polipéptidos caracteriza-se por uma maior hidrofobicidade e é sintetizado nas mitocôndrias. Foi realizada uma reconstrução completa da citocromo oxidase (constituída por 8 subunidades proteicas) e foi estabelecido o papel de cada uma delas na transferência de electrões (Schatz e Mason, 1974; Racker, 1975).

Juntamente com a cadeia redox localizada na membrana interna e ligada através do potencial de membrana ao "mecanismo" de conjugação, as mitocôndrias têm vias alternativas de transporte de electrões (Skulachev, 1969), cujos componentes estão representados na membrana externa (Fig. 2). Estes sistemas redox têm uma carga funcional diferente e podem ser distinguidos por venenos respiratórios selectivos, por exemplo, a rotenona, que inibe o transporte de electrões apenas ao longo da cadeia respiratória da membrana mitocondrial interna.

1.1. 2. Papel estrutural e funcional dos fosfolípidos
das membranas mitocondriais.

É de notar que um ponto essencial que determina o funcionamento normal e a interação dos sistemas enzimáticos mitocondriais é a integridade da estrutura da membrana, cujos principais componentes são as proteínas e os lípidos. Ao mesmo tempo, os fosfolípidos representam um componente absolutamente necessário para o curso normal dos processos de transformação de energia na conjugação da membrana.

Figura 2. Oxidação em cadeia redox do NAD.H nas membranas mitocondriais externa (via insensível à rotenona) e interna (via sensível à rotenona).

/O esquema é dado de acordo com V.P. Skulachev (1969)/.

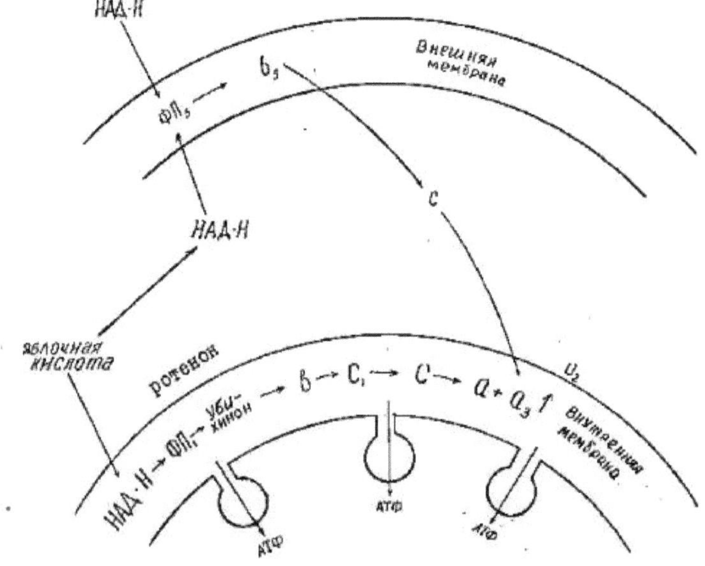

Existem provas convincentes de que os fosfolípidos não são apenas uma parte constituinte das membranas, mas são necessários para praticamente todas as funções das membranas: fosforilação oxidativa (Crepe, 1981; Parenti- Casteilietal..., 1979; Pitottietal..., 1980), transferência de electrões (Pry, Green, 1981), reacções de transdehidrogenase (Rydstreemetal., 1975) e idehidrogenase (Rydstreemetal., 1975), 1979; Pitottietal., 1980), transferência de electrões (Pry, Green, 1981), reacções de transdehidrogenase (Rydstreemetal., 1975)idehidrogenase (Vignais, 1976; Fleischeretal., 1977).

Os principais representantes dos fosfolípidos são os fosfoglicéridos. O representante mais simples dos fosfoglicéridos é o ácido fosfatídico. Nas membranas biológicas das células dos mamíferos, o ácido fosfatídico está contido em quantidades insignificantes e é um produto intermédio na biossíntese de outros fosfoglicéridos.

Os fosfoglicéridos mais comuns nas células dos mamíferos são a fosfatidilcolina (PC), a fosfatidilserina (PS), a fosfatidil etanolamina (PE) e a cardiolipina.

Os principais componentes da fração fosfolípida das mitocôndrias do fígado são a PC (39-44%), a PE (25-37%) e a cardiolipina (21-25%) (Levyetal., 1960; Stoffelet1980 1968; Mc-Murrayetal.,1972; Gazzotti, 1980).A composição fosfolipídica das mitocôndrias do fígado, do coração e dos rins é semelhante.

As membranas externas e internas também diferem entre si no conteúdo de fracções individuais de fosfolípidos (Levyetal., 1960). A concentração mais elevada de cardiolipina é a mais caraterística das membranas internas das mitocôndrias, e a de fosfatidilcolina das membranas externas. A quantidade de ácidos gordos saturados nos fosfolípidos das membranas externas é mais elevada do que nas membranas internas.

A intensa incorporação de ácidos gordos insaturados nos fosfolípidos das membranas internas foi constatada por Keranen (1982).

As interacções lípido-proteína nas membranas mitocondriais são o fator mais importante na determinação do estado funcional dos organelos (Virjietal., 1978; Parenti-Castellietal., 1979). Os fosfolípidos representam provavelmente o material de "cobertura" dos complexos enzimáticos mitocondriais e desempenham um papel importante na oxidação biológica. Foi demonstrado em vários estudos que a atividade de muitas enzimas membranares é reduzida ou completamente perdida se os fosfolípidos tiverem sido extraídos das membranas. A remoção de fosfolípidos das preparações enzimáticas deprime a atividade da NAD.H- oxidase e da NAD.H-citocromo c-redutase (Fleischeretal,1977), da quinurenina hidroxilase e da monoamina oxidase (Kandasvamietal., 1978), da NAD.H-citocromo c-redutase sensível à rotenona (Feoetal., 1978), da citocromo oxidase (Fryetal., 1980).

A atividade enzimática é parcial ou totalmente restaurada pela adição de fosfolípidos de membrana (Fleischeretal., 1977; Feoetal., 1978). Estas enzimas incluem a NAD.H-citocromo-c redutase, a citocromo oxidase, a NAD.H-oxidase, a succinato-citocromo-c redutase, a glucose-6-fosfatase e várias outras.

Uma análise da literatura relativa à dependência lipídica da atividade enzimática leva à conclusão de que muitas enzimas requerem cabeças lipídicas "comuns" e certos tipos de ácidos gordos.

É de notar, no entanto, que as alterações locais no microambiente lipídico no invivoMoryT provam ser um fator importante no controlo metabólico se a enzima estiver ligada à membrana.

Segundo alguns autores (Fleischer e Klouven, 1961; Brierleyetal., 1962; Szarkowska, 1966; lenazetal., 1971), a remoção de 70% ou mais de fosfolípidos provoca uma inibição completa da atividade respiratória mitocondrial. Este efeito é reversível se a quantidade de fosfolípidos remanescente na preparação for de pelo menos 10%. A sua remoção adicional pode levar a alterações irreversíveis (Mikelsaar, Severina, Skulachev, 1974).

Nem todos os lípidos são igualmente eficazes para reativar a cadeia respiratória mitocondrial. Tanto o tipo de fosfolípido como a sua composição em ácidos gordos são essenciais. Observou-se também que fosfolípidos do mesmo tipo, mas provenientes de fontes diferentes, são desigualmente activos quando reconstruídos com sistemas mitocondriais desprovidos de fosfolípidos (Cabo-Soleretal, 1971).

Verificou-se que a citocromo oxidase contém uma cardiolipina muito fortemente ligada, que só é removida pela extração mais rígida (Awasthietal., 1970,1971; Chuangetal., I970; Hallman, Kankareetal.,I97I).Ha 1MOL DE enzima contém 1MOL DE cardiolipina. A clivagem da cardiolipina firmemente ligada leva à perda da atividade da citocromo oxidase. Esta só é restaurada com a adição de cardiolipina (Chuangetal .,1970; Zanler , Fleischer, 1971).

As preparações de citocromo oxidase contêm normalmente outros fosfolípidos, mas a remoção de 90% deste material lipídico não inativa a enzima. As preparações isentas de fosfatidiletanolamina e fosfatidilcolina, mas que contêm cardiolipina, podem ser activadas não pela adição de fosfolípidos, mas também de ácidos gordos e até de detergente. O grau de reativação por cada um dos fosfolípidos diminui pela seguinte ordem: cardiolipina > mistura de fosfolípidos mitocondriais > fosfatidilcolina > fosfatidiletanolamina, fosfatidilserina > ácido fosfatídico. Pensa-se que os fosfolípidos contribuem para a interação adequada do citocromo c com a citocromo oxidase (Thompson e Paks, 1972; Chuang e Crane, 1973).

Foram obtidos dados de natureza diferente através do estudo de proteolipossomas de citocromo oxidase preparados por diálise.

Ao medir a respiração dos proteolipossomas na ausência de dissociadores da fosforilação oxidativa, a fosfatidilcolina e a fosfatidiletanolamina mostraram a mesma capacidade de ativar a enzima, sendo a sua mistura ligeiramente mais eficaz. A cardiolipina foi menos ativa, tendo a sua adição reduzido o efeito ativador dos outros fosfolípidos. A situação altera-se radicalmente com a introdução de um desacoplador no sistema; os proteolipossomas que contêm cardiolipina oxidam mais intensamente o ascorbato.

Segundo Bruni e Racker (Bruni e Racker, 1968), a atividade do sistema de transferência de electrões na fase cyKpHHaT-KoQ-pe,ayKTa3a não depende da cardiolipina. Além disso, a cardiolipina, a partir de uma determinada concentração, impede a ativação deste sistema por uma mistura de fosfolípidos mitocondriais. A fosfatidilcolina e a fosfatidiletanolamina do ovo actuam mais fracamente do que uma mistura de fosfolípidos de soja, a chamada azolectina, e não activam a succinato-KoQ redutase. A NAD.H-desidrogenase mitocondrial (Lenazetal.,!971) revela uma especificidade semelhante em relação aos fosfolípidos.

Em vários estudos, as funções dos fosfolípidos nos sistemas de transferência de electrões foram investigadas utilizando as fosfolipases A, C e D. O aumento da concentração de fosfolipase ou tempos de incubação mais longos provocam uma inibição quase completa da respiração mitocondrial. O processo pode ser reativado pela adição de certos fosfolípidos, cuja especificidade é semelhante à das preparações extraídas com solventes orgânicos (Machinist e Singer , 1965).

Bruni e Racker (1968) estudaram também a succinato desidrogenase, na estabilização e atividade da qual a cardiolipina desempenha um papel especial. Os autores observam que outros fosfolípidos contribuem para a formação do complexo ativo da succinato desidrogenase e do citocromo c, ao passo que a cardiolipina é necessária para a atividade da própria succinato desidrogenase. A NAD.H-desidrogenase é o terceiro componente da cadeia respiratória para o qual se verificou um papel importante da cardiolipina, pelo menos na organização estrutural deste complexo, uma vez que foi encontrada uma correlação direta entre a inibição da atividade enzimática e a quantidade de cardiolipina hidrolisada (Awasthietal., 1969). É também atribuído à cardiolipina um papel estrutural e regulador específico no funcionamento da glutamato desidrogenase (Godinot, 1973).

Como se depreende do exposto, a interação entre fosfolípidos e proteínas na membrana é muito importante para a integridade funcional das enzimas ligadas à membrana, incluindo os sistemas polienzimáticos.

Os fosfolípidos são capazes de manter a conformação óptima do centro catalítico das enzimas e estão envolvidos na regulação da biossíntese enzimática (Pitottietal., 1980; DiFrancescoetal., 1981). No trabalho de Augustinetal. (1977) foi demonstrado que as membranas plasmáticas, as mitocôndrias e as fracções pós-mitocondriais estão envolvidas na síntese de fosfolípidos. Verificou-se que este processo é dependente de ATP.

1.1.3 Estrutura e funções das mitocôndrias durante a embriogénese.

A diferenciação dos tecidos é caracterizada por um aumento da diversidade dos processos bioquímicos que ocorrem nas células, que é acompanhado por flutuações nas actividades funcionais dos organelos intracelulares. É por isso que as mitocôndrias dos tecidos em diferenciação diferem das mitocôndrias maduras em termos de estrutura e funções. O crescimento intensivo das membranas mitocondriais ocorre durante o desenvolvimento embrionário, a diferenciação de tecidos e órgãos individuais (Ozernyuk, 1978). Os oócitos na fase inicial da oogénese contêm principalmente pequenas mitocôndrias com cristas simples (Lamboni, Mastro-janni, 1966; Zybina, 1975).

Foram observados aumentos no tamanho das mitocôndrias e na extensão das cristas nas fases iniciais do desenvolvimento embrionário (Andersonetal., 1970; Baranaskaetal.,1976) e em fases posteriores durante o crescimento e a diferenciação de tecidos e órgãos (Weber, 1965; Mackieretal., 1971; ChedidetNair,1974).

No terceiro dia de desenvolvimento, as mitocôndrias das células do parênquima hepático do embrião de galinha são pouco numerosas (algumas mitocôndrias por célula) e têm uma estrutura filamentosa. No dia b, as mitocôndrias já são numerosas e de tamanho mais reduzido. A partir deste momento e até ao 18º dia de desenvolvimento, aumentam de tamanho (Heisin, 1960; Zagoruiko et al., 1975; Simonyan et al. 1977; StephansBils, 1967; Chedid, Nair, 1974. . No final do desenvolvimento embrionário, prevalecem as formas filamentosas alongadas das mitocôndrias, a sua densidade aumenta e a estrutura das cristas melhora.

Antes do nascimento de um rato ou da eclosão de um pinto, o número de mitocôndrias alongadas diminui, aparecem mitocôndrias arredondadas, em forma de haltere e articuladas, indicando a possibilidade de fragmentação desses organelos. As alterações mais visíveis ocorrem nos períodos embrionário e neonatal (Sentyurova, 1975; Yeung, Oliver, 1968; Chuangetal., 1971).

Nas mitocôndrias do fígado e do cérebro dos embriões de aves, os sistemas de transformação de energia estão bem desenvolvidos (Simonyan, 1969; Makhinko e Shchegolkov, 1974). Nos embriões de mamíferos, este sistema só se torna suficientemente perfeito no período pós-natal (Halimann, 1971; Nakazawaetal., 1973; Pollack, 1975).

Durante o desenvolvimento embrionário, a contribuição dos organelos celulares para o metabolismo global da célula altera-se significativamente. Isto pode ser uma consequência de alterações nas condições no interior da célula, bem como do processo de auto-maturação dos organelos celulares. Obviamente, a alteração da carga funcional das mitocôndrias durante a embriogénese reflecte-se em alterações tanto na morfologia como no metabolismo das mitocôndrias do fígado de mamíferos e aves (Khamidov et al., 1974; Besschetnikov, Chorayan, 1981; Dyatlovitskaya et al., 1982; Stephanes, Bils, 1967; Poliak, Woog, 1971; Duck-Chong, Poliak, 1973).

É por isso que as mitocôndrias são o principal fornecedor de ATP e de alguns metabolitos necessários para o crescimento, o desenvolvimento, a diferenciação e a atividade dos órgãos, a desintoxicação, a termogénese, etc.

Durante a embriogénese, modificam-se não só a estrutura das mitocôndrias e o estado da fosforilação oxidativa, mas também a atividade das enzimas individuais, os sistemas de transporte de metabolitos e de iões, etc. Assim, Poliak &utton (1980) demonstraram que, nas mitocôndrias fetais (17-18 dias), o ATP é absorvido mais rapidamente do que o ADP e o AMP não é acumulado. O ATP é absorvido contra um gradiente de concentração e a taxa de acumulação de ATP é mais elevada nas mitocôndrias do fígado fetal do que nas mitocôndrias do fígado de animais adultos. Os

[22]iões Mg+ e Ca+ aumentam significativamente e a hexoquinase inibe a captação de ATP pelas mitocôndrias do fígado fetal de rato. [2+2]Segundo os autores, o Mg+ , o Ca e a hexoquinase podem desempenhar um papel regulador na manutenção de uma baixa concentração de nucleótidos de adenina nas mitocôndrias fetais e no rápido aumento do seu teor nas mitocôndrias após o nascimento do rato.

É interessante notar que o conteúdo de nucleótidos de adenina nas mitocôndrias do fígado de ratos recém-nascidos aumenta várias vezes entre 2 e 3 horas após o nascimento (Apriiie, 1981). Quando as mitocôndrias do fígado de ratos recém-nascidos são incubadas com ATP I mM a 30° C durante 10 minutos, o conteúdo de nucleótidos de adenina nas mitocôndrias do fígado aumenta. Tanto a atividade da translocase de nucleótidos de adenina como a taxa de respiração das mitocôndrias no estado 3 aumentam. O mecanismo de acumulação de nucleótidos de adenina nas mitocôndrias do fígado de ratos recém-nascidos é específico para o ATP e o ADP. Os $_M$valores K para o ATP e o ADP quando capturados pelas mitocôndrias são 0,857027 e 0,411020 mM, respetivamente, sendo o ADP um inibidor competitivo da captura de ATP. A remoção de fosfato inorgânico do meio de incubação reduz para metade a captura de ATP e ADP pelas mitocôndrias. O mersalil e a N-etilmaleimida inibem a acumulação de nucleótidos de adenina nas mitocôndrias. $_2$A captação de ATP é estequiometricamente dependente do MgCl , indicando que o ião magnésio é captado pelas mitocôndrias juntamente com o ATP e o ADP. A captação de ATP e especialmente de ADP é estimulada pela adição de substratos oxidáveis e inibida por desacopladores da fosforilação oxidativa. A antimicina A não tem qualquer efeito na captação de ATP, mas suprime a captação de ADP. Em contrapartida, o carboxiatractilosídeo suprime a captação de ATP e não tem qualquer efeito sobre a captação de ADP. Presume-se que nas mitocôndrias do fígado de ratos recém-nascidos funciona um sistema específico de transporte de nucleótidos de adenina, que está ausente nos animais adultos.

Menos estudada é a relação entre a oxidação e a fosforilação em diferentes fases da embriogénese e o papel da oxidação livre nos processos de diferenciação.

As mitocôndrias isoladas de músculos de galos de 18 dias em crescimento intensivo caracterizam-se por uma diminuição dos valores de DC e P/0 e por uma fraca resposta à ação dos desacopladores da respiração e da fosforilação (Skulachev, 1962).

No início do período fetal, caracterizado por um crescimento rápido, os processos de oxidação associados à fosforilação predominam nas mitocôndrias do fígado e do cérebro dos embriões de galinha e no fígado dos embriões de pato (Simonyan, 1969; Mahinko, Shchegolkov, 1974). Antes da eclosão, a atividade da fosforilação oxidativa diminui e a atividade da ATPase aumenta. Na opinião dos autores, estas alterações do metabolismo energético reflectem as particularidades do crescimento e do funcionamento do fígado durante o período fetal.

Sabe-se da literatura que a composição fosfolipídica das mitocôndrias do fígado muda significativamente durante a embriogénese do pinto (Koval, 1979; Dzhuraeva, 1983; Poolak e Woog, 1971). Foi demonstrado que a esfingomielina e o difosfoinositídeo estão ausentes no homogenato do cérebro ou nas suas fracções subcelulares nas fases iniciais da embriogénese do rato ou da galinha (Patrikeeva, 1964; Crepe, 1981). No cérebro do embrião de galinha em desenvolvimento, aparecem no 16º dia de incubação e a sua concentração aumenta com o desenvolvimento. Com o aumento do período de incubação nas mitocôndrias do coração e do fígado de embriões de galinha e nas mitocôndrias do fígado de embriões de coelho, o conteúdo de fosfolípidos aumenta (Zainutdinov et al., 1976; Dzhuraeva, 1983).

Bonini de Romanelli et al. (1981) estudaram a composição de ácidos gordos e o teor de fosfolípidos ácidos em fracções subcelulares durante o desenvolvimento inicial do sapo. Verificou-se que o conteúdo de ácido fosfatídico, fosfatidilserina e fosfatidilinositol aumentava no embrião na fase de gastrulação e especialmente na sua fração mitocondrial em comparação com oócitos não fertilizados.

Assim, a alteração da composição fosfolipídica das mitocôndrias durante o desenvolvimento embrionário é um facto indubitável e, aparentemente, contribui de forma significativa para o estado correspondente dos parâmetros do estado funcional das mitocôndrias em diferentes fases da embriogénese.

1. 2. Efeito dos pesticidas organofosforados nos processos fisiológicos e bioquímicos das células dos tecidos animais.

A aplicação maciça de pesticidas levou à sua acumulação significativa no ambiente externo e ao impacto negativo em muitos habitantes da biosfera, incluindo seres humanos e animais que não são objectos directos da ação destes compostos (Melnikov, 1973). Um ponto importante em termos de proteção da saúde da população em contacto com os pesticidas é a revelação dos mecanismos da sua ação nos organismos humanos e animais. Isto explica a necessidade de um estudo versátil do mecanismo de ação dos pesticidas organofosforados a vários níveis de organização estrutural.

Ao entrar no corpo dos animais, os pesticidas organofosforados são fácil e rapidamente absorvidos, penetrando através das membranas mucosas do trato respiratório, do trato gastrointestinal, dos olhos e da pele, possuindo uma zona estreita de ação tóxica e a capacidade de acumulação funcional (Kagan, 1970; Kundiev, 1975) e material (Bear, 1977).

Os sinais de envenenamento pela maioria dos compostos organofosforados são muito semelhantes, uma vez que o principal mecanismo de ação destes compostos é a inibição da atividade da colinesterase, ou seja, a influência nas sinapses colinérgicas. Contudo, para além deste mecanismo principal, os pesticidas organofosforados causam uma série de perturbações na maioria das outras funções fisiológicas, nos processos bioquímicos e na estrutura das células e dos organelos subcelulares.

$_{50}$ Assim, quando o clorofos foi administrado a animais numa dose de I/100 LD (diariamente, por via oral), a atividade da alanina e aspartato trans-ferase, fosfatase alcalina e colinesterase do fígado não diferiu significativamente do controlo, mas foram encontrados elementos celulares sem núcleo em pequeno número.

Após 6 meses, a discomplementação torna-se mais permanente, encontram-se hepatócitos com núcleos poliplóides, nota-se uma pequena distrofia gordurosa, a quantidade de glicogénio e de ARN é reduzida. Após 8 meses, a descomplexação torna-se significativa, há mais células sem núcleo, o número de elementos celulares com núcleos poliplóides e pequenos hepatócitos aumenta (Rodionov e Voronina, 1973).

A função da atividade nervosa superior é perturbada sob a ação de doses baixas de fosfamida (Panshina, 1963). A reatividade da colinesterase sanguínea diminui já após uma hora no soro sanguíneo em 39-59% e nos eritrócitos em 58-82%. Quando a concentração do pesticida diminui, o efeito depressor sobre a colinesterase diminui em conformidade.

Foi observada uma diminuição da atividade da colinesterase sob a influência da maioria dos pesticidas organofosforados: metafos (Trefilov, Faerman, 1965), clorofos (Tsapko, 1965), ftalofos (Knysh, 1980), metilnitrofos e DDVF (Kagan et al. 1970) e outros. $_{50}$A administração prolongada de várias doses de butifos (1/50, 1/20 LD) leva a uma diminuição acentuada da atividade da monogliceridlipase intestinal (Zakirov et al., 1975; Kadirov et al., 1982). $_{50}$Mesmo uma pequena dose da preparação (1/50LD) já no 15.o dia de inoculação resultou numa diminuição de quase três vezes na atividade desta enzima. No final do primeiro mês, manteve-se ao mesmo nível e, a partir do 60.o dia, registou-se uma tendência para a sua recuperação. No 15° e 30° dias da experiência, a atividade da colinesterase no sangue diminuiu acentuadamente.

$_{50}$Quando o butifos é administrado no prazo de 6 dias numa dose de 1/50 LD , o fármaco provoca no fígado a dilatação dos vasos do trato portal, veias centrais, leva à acumulação de glicogénio, alterações distróficas nas células epiteliais com uma diminuição do seu conteúdo de ARN (Nadzhimutdinov et al., 1975). A administração de butifos durante 4

meses a uma dose de 4,1 mg/kg de peso corporal diminuiu o teor de proteínas do fígado e aumentou o teor de lípidos. As alterações morfológicas do fígado reduziram-se a sinais de perturbações circulatórias moderadas e a alterações distróficas das células epiteliais; verificou-se também uma diminuição do teor de ARN e de glicogénio (Knyazeva et al.

1974). $_{50}$ A administração deste pesticida durante 10 meses numa dose de 1/20 LD não teve praticamente qualquer efeito sobre o teor de proteínas e de glicogénio no fígado (Khakimov et al., 1973), ao passo que o teor de lípidos totais aumentou.

$_{50}$Quando o butifos foi administrado numa dose de 1/20LD durante um mês, a atividade da monogliceridlipase, da glicilvalindipeptidase, da invertase e da amilase no intestino delgado diminuiu. Após uma administração de seis dias deste pesticida, observou-se um ligeiro aumento das proteínas e dos lípidos totais no fígado. Com a administração repetida e prolongada, verificou-se uma flutuação significativa no conteúdo de glicogénio, tanto diminuindo como aumentando. Após a administração de butifos durante 6 dias e 4 meses, a diminuição do nível de proteínas foi significativa (Hakimov et al., 1973). A julgar pelos dados da literatura, não se observa no futuro um aumento significativo das alterações registadas durante a administração prolongada de butifos. Aparentemente, em condições de intoxicação crónica do organismo, as células do fígado sofrem certas alterações compensatórias, que permitem preservar a atividade funcional dos hepatócitos durante muito tempo.

A administração diária de metilmercaptofos a coelhos numa dose de I mg/kg de peso provoca alterações na composição morfológica do sangue e na atividade das transaminases séricas em animais experimentais. Não foram observadas alterações especiais nas proteínas totais. Ao longo da experiência, o teor de globulinas aumentou e a albumina diminuiu (Kur et al., 1973).

Quando um dos representantes dos pesticidas organofosforados, a fosfamida, foi administrado no dia 10, não se observaram alterações pronunciadas na proporção das fracções proteicas, ao passo que no dia 20 se verificou um aumento da

e um aumento insignificante do teor de - e - globulinas. Ao trigésimo dia, as alterações na composição proteica do soro sanguíneo eram muito pronunciadas e caracterizavam-se por uma hipoalbuminemia e hiperglobulinemia significativas, principalmente devidas às - e - globulinas (Jamalutdinov, 1974).

De acordo com Akhmerova (1970), a exposição a doses baixas de pesticidas não provoca manifestações clínicas de envenenamento. No entanto, o organismo dos animais experimentais apresenta uma reação defensiva-adaptativa e compensatória e, no caso de experiências a longo prazo, alterações morfológicas. Em doses baixas, as alterações são inespecíficas e reversíveis.

Sob a influência de fosfamida e clorofos de baixa intensidade no sangue periférico, os seus índices alteram-se. Akhmadjanov (1976) verificou que a atividade da fosfatase alcalina, peroxidase, bem como a quantidade de fosfolípidos e glicogénio diminuem sob a influência destes pesticidas.

$_{50}$Quando o antio é administrado a uma dose de I/I00 LD , observa-se uma diminuição gradual da atividade da colinesterase, que atinge um máximo no 70° dia de inoculação. Com o aumento da duração da exposição ao antio, ocorre a supressão da secreção hormonal do córtex adrenal (Kurambaev, 1981). O ftalofos também provocou alterações pronunciadas no fígado, sob a forma de um aumento do número de células dinucleares do parênquima, aparecimento de figuras de mitose, proliferação de células de kupffer e poliploidia dos núcleos dos hepatócitos (Rodionov, 1974). Akhmerova et al. (1976) observaram que, durante a administração intragástrica de pequenas doses de butifos, foram observados

processos distróficos e inflamatórios no fígado, diminuição do ARN e degeneração gordurosa acentuada dos hepatócitos, que é, segundo os autores, o resultado de hipoxia e violação dos processos oxidativos.

Após o tratamento de ovelhas com ftalofos em aerossol numa dose de 100 mg por kg de peso, observou-se uma diminuição ou desvio da distribuição normal do glicogénio no fígado e no coração e um aumento da atividade da succinato desidrogenase. No entanto, os desvios no conteúdo de glicogénio, colinesterase, succinato desidrogenase foram de curta duração e não causaram perturbações clínicas visíveis no organismo (Knysh, 1980). Sob a influência do ftalofos, o conteúdo de ácido nucleico nas gónadas é reduzido. $_{5050}$A redução da dose administrada para 1/300LD foi acompanhada por alterações semelhantes às observadas durante a ação de 1/100LD (Anina, 1975).

Na patogénese do envenenamento por compostos organofosforados, para além da inibição específica da colinesterase, aparentemente, podem existir outros mecanismos não específicos da sua ação, até agora pouco estudados. Foi demonstrado que os pesticidas organoclorados têm a capacidade de danificar os cromossomas, resultando em mutações irreversíveis. Não existem dados disponíveis sobre os pesticidas organofosforados. No entanto, sabe-se que a administração única de uma dose tóxica de clorofos (500 mg/kg) a ratos provoca alterações no conteúdo dos ácidos nucleicos no tecido hepático, especialmente nos ácidos nucleicos nucleares. As alterações observadas têm um carácter de fase: no primeiro dia a sua quantidade diminui, e a partir de 3 dias começa o seu aumento, que se mantém durante o período subsequente de observações (até 20 dias). O aumento da quantidade de ácidos nucleicos nucleares no tecido hepático e o conteúdo de ácidos nucleicos em termos de I g de peso seco de núcleos no 1º dia após a exposição ao clorofos é caraterístico de

processos de destruição do fígado. As alterações observadas no 3º dia após a inoculação são características dos processos de regeneração do fígado. Em termos distantes, as reacções compensatórias de regulação da síntese e decomposição dos ácidos nucleicos, bem como da divisão celular, conduzem à normalização das funções bioquímicas do organismo (Toropova, Egorova, 1967).

$_{50}$A administração de metilnitrofos e DDVF numa dose de 1/20LD provocou uma alteração pronunciada no metabolismo dos hidratos de carbono. Em particular, foi observada uma diminuição do teor de glicogénio e um aumento da quantidade de ácido pirúvico no sangue (Kagan et al., 1970). A proporção das fracções proteicas do soro sanguíneo em ratos caracterizou-se por uma diminuição acentuada do teor de albumina e um aumento das fracções de globulina,

As alterações significativas do proteinograma, observadas um mês após o início da experiência, normalizaram-se progressivamente até ao sexto mês. Os mesmos autores mostraram que a função proteico-sintética e excretora do fígado era a mais sensível ao efeito do DDVF.

Assim, a análise dos dados da literatura indica que diferentes pesticidas organofosforados estudados em condições experimentais semelhantes causam alterações histomorfológicas e funcionais semelhantes.

1. 3 Efeitos dos pesticidas na estrutura e na função mitocôndrias.

Existem na literatura vários dados contraditórios sobre o efeito dos pesticidas organofosforados na respiração dos tecidos. Zhdanovich e Udalov (1969) observaram um aumento da atividade da succinato desidrogenase nos tecidos do cérebro, dos rins e do coração, com inibição simultânea da atividade da citocromo oxidase, quando os animais foram envenenados com doses subtóxicas de dipterex. Kovalenok e Casanova (1967) verificaram uma diminuição da atividade da succinato desidrogenase nos tecidos de insectos envenenados com clorofos. Zabusov (1967), contudo, não encontrou alterações na atividade da succinato desidrogenase e da citocromo oxidase em animais envenenados com FOS. Karmilov (1974) verificou, por outro lado, que a administração de clorofos numa dose de 300 mg/kg a ratos durante 5 dias deprimia a atividade da succinato desidrogenase e da citocromo oxidase do tecido cerebral e dos órgãos internos. Observou-se uma supressão mais pronunciada da atividade da succinato desidrogenase do que da citocromo oxidase. [50]Ao mesmo tempo, os estudos de Gulyamov et al. (1981) mostraram que a administração de clorofos numa dose de 1/20 LD durante 15 dias aumenta a taxa de respiração das mitocôndrias do fígado no estado de repouso, enquanto a fosforilação - diminui, resultando numa diminuição do valor do controlo respiratório. Aos 75 dias de inoculação de clorofos, o consumo de oxigénio pelas mitocôndrias em estados metabólicos activos prosseguiu aproximadamente à mesma taxa que aos 15 dias de administração. No entanto, o coeficiente de controlo respiratório aumentou ao mesmo tempo devido a uma diminuição significativa da taxa de respiração das mitocôndrias no estado de repouso. A eficiência da fosforilação oxidativa quando o succinato foi oxidado teve uma maior tendência para normalizar, em comparação com o glutamato como substrato de oxidação.

Estudos efectuados por Dolgo-Saburov et al. (1982) mostraram que 4 horas após a administração intramuscular de clorofos a ratos fêmeas numa dose de 300 mg/kg, o conteúdo de fosfolípidos da membrana mitocondrial aumentou. A alteração do teor de fosfolípidos, segundo estes investigadores, é considerada como o resultado da inibição do seu metabolismo. Não foram encontradas alterações na biossíntese de fosfolípidos sob a ação do clorofos.

Quando os animais são expostos ao clorofos, a atividade dos sistemas de oxidase da cadeia respiratória das mitocôndrias do fígado não se altera significativamente (Gulyamov et al., 1981). [2]No entanto, foram observadas alterações mais significativas na atividade dos sistemas polienzimáticos estudados (NAD.H-oxidase, succinatoxidase e citocromo c-oxidase) das mitocôndrias do fígado de animais expostos ao clorofos durante a degradação térmica das mitocôndrias, bem como durante a ação de quantidades controladas de fosfolipase A ou tripsina. Ao mesmo tempo, as mitocôndrias de ratos experimentais mostraram uma inativação mais rápida dos sistemas de polioenzimas acima referidos, o que, na opinião dos autores, está associado à presença de perturbações "ocultas" das relações estruturais entre proteínas e fosfolípidos na composição das membranas mitocondriais.

[50]Ao estudar o efeito do clorofos numa dose de 1/20 LD na respiração, na fosforilação oxidativa e na atividade dos sistemas de polioenzimas das mitocôndrias do pâncreas de ratos em condições de shuAo, verificou-se que durante 15 dias há uma supressão da respiração e da eficiência da síntese de ATP (Almatov e Gulyamov, 1981). No entanto, no 75º dia da experiência, os índices de fosforilação oxidativa normalizam-se até certo ponto, embora a taxa de oxidação do substrato permaneça reduzida.

No envenenamento por bazudina, as perturbações do metabolismo dos hidratos de carbono e dos lípidos (Khalikov et al., 1981) e da fosforilação oxidativa são mais frequentes.

mitocôndrias do fígado (Saidkasymova et al., 1981; Khalikov et al., 1981). Foi também observada a perturbação da atividade das enzimas da cadeia respiratória ligadas à membrana e a "incorporação" de citocromo exógeno na membrana interna das mitocôndrias (Khalikov et al., 1981   ).

Estudos efectuados por Hakimov et al. [50](1975) mostraram que, em resultado de uma injeção única de butifos numa dose de 1/50 LD, a atividade da ATPase e da citocromo oxidase aumentou e a atividade da succinato desidrogenase diminuiu. Após 6 dias, a atividade de todas as enzimas investigadas diminuiu. No final do período de um mês, foi observada uma tendência para a normalização da atividade das enzimas estudadas. [50] $^{2+}$Os mesmos autores observaram que, durante a intoxicação aguda com butifos numa dose de 1/3 LD, a atividade da citocromo oxidase e da Mg-ATPase aumentou ligeiramente e a atividade da succinato desidrogenase diminuiu. Observa-se também uma diminuição da atividade desta última enzima quando o antiofos é administrado na dose de 1/20 LDzd após 20 dias do início da administração (Sologub et al., 1974). No entanto, nos períodos subsequentes, regista-se um aumento. O butifos não deprime a atividade da succinato desidrogenase durante toda a experiência, mesmo durante o período de recuperação. [33]A diminuição da atividade da succinato desidrogenase durante a exposição ao clorofos a uma concentração de 61 mg/m durante 6 meses foi também observada por Knysh (1980), bem como durante a utilização do pesticida BI-58 a uma concentração de 0,05 mg/m (Kaloyanova et al., 1968). Karmilov (1973,1974), ao estudar o efeito do clorofos numa dose de 300 mg/kg, verificou uma diminuição da atividade da succinato desidrogenase e da citocromo oxidase no fígado, no coração e nos rins.

Ao estudar a atividade funcional das partículas mitocondriais sob a influência de ftalofos, clorofos e herbicidas - atrozina e dimetrina, verificou-se que os pesticidas estudados são inibidores da NAD..H-oxidase, e a sua atividade inibidora depende da natureza e da concentração das substâncias utilizadas (Shabarchin et al., 1977).

[50]Ao estudar o efeito do butifos na dose de 1/50 LD durante I e 6 dias, I, 2, 4 e 10 meses com administração diária, verificou-se que em todas as variantes da experiência o butifos aumenta o valor de DA, enquanto o valor de ADP/0 não difere significativamente do controlo (Khakimov et al., 1975). [50434]Durante a intoxicação aguda com uma dose de 1/3 LD , 24 horas após a administração de butifos. aumenta significativamente a respiração em V H V , *mas* diminui de forma insignificante a taxa de consumo de oxigénio em V . Estas alterações resultam num aumento da magnitude da DA. [4]Sabe-se que uma diminuição da taxa de respiração no estado controlado (V) indica um aumento da regulação energética, enquanto um aumento do valor de DA indica um aumento do acoplamento mitocondrial. Daqui podemos concluir que, como resultado da administração de butifos, as mitocôndrias do fígado (por estranho que pareça!) estão num estado optimizado de energia (Khakimov et al., 1975). Com base no que precede, pode presumir-se que o fornecimento de energia aos hepatócitos durante a administração de butifos se encontra num estado satisfatório.

[5050]Ao estudar o efeito do antio e metilmercaptofos numa dose de 1/20LD E do butifos numa dose de 1/20LD quando administrados diariamente durante 40 dias, verificou-se que o nível de energia das mitocôndrias do fígado diminui significativamente 2 meses após o início da experiência. No final do período de recuperação, os índices de respiração e de fosforilação oxidativa das mitocôndrias do fígado dos ratos experimentais aproximam-se dos índices de controlo (Kur, 1974).

Skoniecznaetal. (1981) investigaram a atividade respiratória de de mitocôndrias de cérebro de ratos de diferentes idades sob a ação do clorfenvinfos e verificaram que este fármaco diminui a taxa de consumo de oxigénio pelas mitocôndrias no estado V3, sendo a inibição mais profunda com o aumento da concentração do fármaco e com a idade destes animais.

Olorunsogoetal. (1979) mostraram que, 5 horas após a administração intraperitoneal do composto herbicida \'-(fosfometil)-glicina a ratos, foi observada uma inibição acentuada do inchaço induzido por fosfato dependente de energia de mitocôndrias isoladas do fígado. A administração de 60, 120 e 240 mg deste fármaco por I kg de peso vivo de rato resultou na inibição do inchaço mitocondrial em 20, 40 e 65%, respetivamente, tanto para a oxidação-oxibutirato como para o succinato. Os autores consideram que esta ação do medicamento se deve ao facto de este ser um desacoplador da fosforilação oxidativa. $^{-4}$De facto, a N-fosfometilglicina, numa concentração de 6,25.10 M, aumenta em cerca de 2 vezes a taxa de oxidação do succinato e do -oxibutirato na ausência de ADP (Bababunmietal., 1979). O controlo respiratório é reduzido e, simultaneamente, a atividade da ATPase das mitocôndrias do fígado aumenta. Este pesticida alivia a inibição da oxidação induzida pela oligomicina. Os autores concluem que este composto organofosforado apresenta as propriedades de um desmontador do tipo dinitrofenol.

Sitkewiezetal. $_{50}$(1975,1976) investigaram a atividade da cito-cromo-s oxidase e da succinato desidrogenase nas mitocôndrias do cérebro de ratos em diferentes momentos após a ingestão de dipterex e diclofos em doses de 2-10-50 LD . Os autores constataram que o dipterex não teve qualquer efeito apreciável. Foi observada uma diminuição da atividade do citocromo c oxidase após a administração única ou múltipla de grandes doses de diclofos aos animais, mas não foram observadas alterações na atividade da succinato desidrogenase.

Após 10 dias de administração intraperitoneal de paratião (I mg/kg de peso corporal) a ratos, a respiração das mitocôndrias hepáticas também foi reduzida se o substrato de oxidação fosse uma mistura de glutamato+malato+malonato, mas o efeito inibitório desta droga não foi observado com succinato (Spetaleetal.,1977). Os autores sugerem que o paratião é um inibidor do sistema de transporte de electrões através da via dependente de NAD da cadeia respiratória mitocondrial, ou seja, tem uma ação semelhante à do amital.

Shabarchin et al. (1977, 1979) estudaram o efeito do clorofos, metafos, ftalofos, prometrina, estrasina e desmetrina na atividade da NAD.H-oxidase de partículas submitocondriais do coração de bovinos. Os autores verificaram que os pesticidas mencionados são inibidores da NAD.H-oxidase e que a sua eficácia aumenta com o aumento da concentração. Outros investigadores descobriram que o clorfenvinfos e os seus análogos inibem o estado de consumo de oxigénio nas mitocôndrias do cérebro de ratos, sendo o clorfenvinfos o que actua mais fortemente (Sitkewiczetal., 1978). No entanto, a concentrações de 25-75 µM, estes compostos não afectam a taxa de respiração das mitocôndrias no estado (o succinato é o substrato de oxidação), nem a atividade da succinato desidrogenase e da citocromo c-oxidase se altera.

Em condições in vitro, verificou-se um efeito inibitório do triclorofeno na atividade da citocromo-c-oxidase após incubação com mitocôndrias dissociadas (Sitkewicz e Zolewska, 1975; Sitkewiczetal., 1976). No entanto, quando mitocôndrias intactas foram incubadas com triclorofeno, não foram observadas alterações na atividade da citocloro-e-oxidase. O diclorofos, tanto nas fracções solubilizadas como nas fracções intactas das mitocôndrias, provocou uma estimulação da atividade da citocromo oxidase. Ambos os pesticidas não tiveram qualquer efeito na atividade da succinato desidrogenase.

Spetaleetal. (1977) estudaram o efeito dos pesticidas organofosforados paratião, malatião e dimetoato na respiração das mitocôndrias de fígado de rato. Foi demonstrado que os fármacos utilizados em concentrações superiores a 26 µg/ml inibiam significativamente a taxa de respiração das mitocôndrias na presença de 2,4-DNF. É interessante notar que um efeito semelhante foi observado sem a adição do desacoplador.

Assim, a análise dos dados da literatura permite-nos considerar que, na patogénese do envenenamento por pesticidas organofosforados, um papel significativo pertence às perturbações dos processos oxidativos e bioenergéticos. Os efeitos dos pesticidas no metabolismo energético e oxidativo das células dos tecidos animais dependem em grande medida da estrutura de uma determinada preparação, da dose utilizada, das condições de administração e de uma série de outras condições. É essencial sublinhar que, na maioria dos casos, a oxidação de substratos dependentes de NAD está sujeita a à influência dos pesticidas em maior grau do que a oxidação do succinato. Sob a influência da introdução de preparações de FOS na população mitocondrial, formam-se tais perturbações no funcionamento dos sistemas de oxidase, que podem ser detectadas pela cinética de inativação sob a ação da temperatura ou de enzimas líticas. O material supracitado também atesta inequivocamente que, sob a influência de pesticidas de natureza orgânica fosforada, ocorrem rearranjos significativos na estrutura e no metabolismo dos tecidos, células e formações subcelulares. Por outras palavras, os pesticidas deste tipo não são apenas inibidores da colinesterase, mas também venenos estruturais e metabólicos não específicos. Os seus efeitos embriotóxicos e teratogénicos são também bem conhecidos e serão brevemente analisados na secção seguinte.

1. 4. Efeito dos pesticidas no crescimento e desenvolvimento embrionário.

O efeito do clorofos na embriogénese de animais de sangue quente foi estudado por vários investigadores em diferentes vias de ingestão do pesticida.

[3]Hofmekler e Tabakova (1970) estudaram o efeito do clorofos em concentrações de

0,2, 0,02 e 0,055 mg/m por inalação contínua no organismo de ratos durante todo o período de gestação (20 dias). Verificou-se que todas as concentrações investigadas tinham um efeito embriotrópico distinto, manifestado pela presença de anomalias externas e internas do desenvolvimento embrionário - ossificação incompleta da coluna vertebral e da extremidade das costelas nos embriões, aparecimento de ossos extra nos membros inferiores. Os indicadores de peso dos órgãos e do embrião alteram-se, verificam-se desvios no teor de ácidos ascórbico e nucleico nos tecidos da mulher e do feto, a presença de alterações histopatológicas e histoquímicas na placenta.

O efeito do clorofos na embriogénese dos ratos por administração por via oral é menos pronunciado do que por inalação. Assim, após a administração de clorofos numa dose de 8 mg/kg durante todo o período de gestação, foram observados apenas alguns casos de vértebras onduladas e curvadas (Marfsonetal., 1976).

Quando o clorofos foi administrado a ratos com alimentos em doses diárias de 145, 375, 432 mg/kg, os fetos apresentaram anomalias de desenvolvimento, cuja frequência aumentou com o aumento da dose de clorofos. Foi observada uma diminuição do consumo diário de alimentos e do aumento de peso, bem como a morte de alguns animais aquando da administração intragástrica do pesticida. O clorofos causou uma diminuição do peso corporal da descendência, alterações morfológicas no esqueleto, mas não aumentou a mortalidade em comparação com o controlo (Staples et al., 1975; Staplesetal., 1976).

Uma injeção única de clorofos no estômago numa dose de 80 mg/kg no 13º dia de gestação provocou um aumento da mortalidade fetal pós-implantação em ratos. Foram observadas as seguintes anomalias nos fetos vivos: exencefalia, hidrocefalia e o sintoma de "pálpebras que não fecham" (Martson et al., 1975). No entanto, os autores consideram que, neste caso, os efeitos em-briotóxicos e teratogénicos do clorofos se manifestam em doses muito superiores à quantidade real da droga que pode entrar no corpo humano, pelo que não representa um perigo praticamente teratogénico para os seres humanos quando administrado por via oral.

Leibovich (1973) estudou o efeito de doses baixas de clorofos e metafos na descendência de animais caçados. Verificou-se que a administração oral combinada de clorofos e metafos revelava efeitos embriotócicos mais pronunciados dos pesticidas do que os seus efeitos isolados. Os pesticidas numa dose de 0,1 mg/kg e superior afectaram a função generativa dos animais, causaram uma diminuição da sua capacidade de conceber e reduziram a fertilidade.

A presença de ftalofos selectivos embriotóxicos e teratogénicos foi relatada por muitos investigadores (Voronina, 1971; Kagan, 1972; Marfsonetal., 1976),

Quando o ftalofos foi administrado numa dose de 0,3 mg/kg (administrada dia sim, dia não, durante toda a gravidez), foram encontrados fetos únicos com deformações externas (edema do tronco, deslocação dos membros posteriores, alongamento excessivo da cintura pélvica, perturbação dos ossos maxilares). O exame do estado dos órgãos internos revelou várias malformações (hidrocefalia, gerorragia, etc.). Os ratos das fêmeas experimentais apresentavam um peso e dimensões cranio-caudais inferiores aos dos ratos de controlo. As experiências mostraram que, nas doses de 15, 7,5, 1,5 e 0,3 mg/kg, o ftalofos afecta negativamente o desenvolvimento intrauterino do feto e, na dose de 0,06 mg/kg, não afecta os parâmetros estudados.

Kasymova (1975) estudou o efeito embriotóxico do butifos numa única administração intragástrica das suas várias doses a ratos em diferentes períodos de gravidez. Verificou-se que o butifos em doses de 24,5 e 12,5 mg/kg causava uma mortalidade elevada e estatisticamente significativa dos fetos, uma redução do seu peso e das suas dimensões cranio-caudais. Hofmekler (1974), ao estudar os efeitos do butifos na MAC média diária durante a gravidez, encontrou efeitos embriotóxicos e teratogénicos do butifos.

Budreu&Singh (1973), em experiências com ratos CF-1, estabeleceram as propriedades embriotóxicas e teratogénicas do mercaptofos e do fentião. Os autores consideram que o efeito teratogénico destes pesticidas organofosforados não está relacionado com as suas propriedades de colinesterase.

Khuriev et al. (1969), Hofmekler (1971; 1974) estudou as propriedades do metilmercaptofos na embriogénese de ratos com uma inalação de 24 horas em diferentes concentrações. [3]Como resultado do estudo, foi determinado que, sob a influência do metilmercaptofos em concentrações de 0,0003, 0,1 e 0,5 mg/m, a morte embrionária aumentou drasticamente. A mortalidade fetal pós-implantação, embora tenha aumentado com o aumento da concentração do pesticida, não aumentou significativamente (Hofmekler et al., 1969).

O efeito do metilmercaptofos na embriogénese também foi estudado por outras vias de administração do pesticida. Assim, Sayramanova (1971) estudou o efeito do metilmercaptofos na embriogénese de ratos brancos quando administrado oralmente durante 10 dias, a partir do 5º ou 10º dia de gravidez. A morte embrionária foi registada em fêmeas que receberam o medicamento na primeira e na segunda metade da gravidez. Foram obtidos dados semelhantes quando o metilmercaptofos foi administrado no estômago de ratos brancos no 9º e 13º dias de gravidez (Levskaya, 1973).

A introdução de tiofos na gema de galinha em doses de 0,25 - I mg em diferentes fases da embriogénese provocou anomalias no desenvolvimento do esqueleto dos embriões de galinha (Lutz-Osiertoyetal., 1969). O desenvolvimento anormal do esqueleto axial nos embriões foi observado sob a forma de fusão dos arcos vertebrais sob a ação do medicamento no 4º e 10º dia de incubação. Também foram observadas perturbações na estrutura de outros órgãos.

Proctoretal. (1975) estudaram o efeito de uma série de insecticidas organofosforados no teor de NAD dos embriões de galinha. Os insecticidas foram injectados de forma estéril no saco vitelino de ovos de galinha fertilizados no 4º dia de incubação. No 12º dia, o NAD foi determinado nos ovos e, no 18º dia, os embriões foram examinados quanto a deformações anatómicas grosseiras. Verificou-se uma correlação inversa entre a incidência, a gravidade das deformações e os níveis de NAD. A administração de nicotinamida eliminou ou atenuou significativamente o efeito teratogénico dos insecticidas organofosforados.

A utilização de embriões de galinha como modelos experimentais torna possível rastrear a reação inicial do embrião à introdução direta de um pesticida. Os produtos químicos estranhos, quando introduzidos no ovo de galinha, persistem no ovo durante muito tempo e, por conseguinte, têm um efeito prejudicial nas células embrionárias. Nos mamíferos, antes de uma substância química exógena poder afetar as células embrionárias, tem de atravessar as membranas germinais ou a barreira placentária, onde os sistemas enzimáticos funcionam para decompor ou acumular seletivamente os xenobióticos. Por conseguinte, os resultados positivos da experiência com embriões de galinha indicam a viabilidade de realizar estudos semelhantes com outras espécies animais.

Pish (1966) revelou o efeito embriotóxico do tiofos em experiências com ratos. Quando esta droga foi administrada entre o 7º e o 15º dia de gravidez, observou-se uma elevada mortalidade pós-natal. Os fetos apresentavam hematomas subcutâneos, depressão da atividade da colinesterase no cérebro e diminuição do peso corporal. Kimbrough (1968) encontrou propriedades embriotóxicas deste inseticida em doses que não causaram intoxicação em ratas grávidas, ou seja, nestas experiências foi revelado o efeito seletivo do tiofos no organismo embrionário.

Verificou-se que a administração de clorfenvinfos a embriões de galinha no 6º ou 10º dia de incubação, em concentrações de 0,125 e 0,5 mg, independentemente do momento da administração, causava a morte dos embriões com o aumento da concentração do pesticida. Quando o mesmo fármaco foi administrado a ratas grávidas, a osteogénese foi perturbada nos fetos, não tendo sido observadas alterações nos órgãos das fêmeas (Tos-Lutyetal., 1972).

O diclofos, um inseticida de contacto muito utilizado, quando administrado a coelhos numa dose de 6 mg/kg durante 10 dias antes do parto, diminuiu a atividade da colinesterase em homogenatos de cérebro fetal (Masiinskaetal., 1978). Foram também observadas alterações nos núcleos de Broca, na medula olfactiva e nos núcleos do tubérculo ótico.

[50] Quando foram administrados a ratos Valexon e clorofos em doses de 1/20 e 1/100 LD diariamente durante a gravidez ou durante períodos críticos do desenvolvimento da descendência, verificou-se que os pesticidas criam condições para o aparecimento de "stress químico", cuja expressão é a perturbação da regulação neuro-humoral, o desenvolvimento de um estado de "ativação-exaustão" no sistema mãe-feto (Badaeva et al., 1981).

Laleyetal. (1977) estudaram o efeito do carbophos. Os autores observaram hipoglicemia nos fetos devido ao aumento da diferenciação das ilhotas de Langerhans, e havia uma relação direta entre a gravidade da micromielia nos fetos e a hipoglicemia. Leibovich (1973) e Kimbrough (1968), ao estudarem o efeito do carbophos na embriogénese do rato, não revelaram propriedades embriotóxicas ou teratogénicas da droga.

A perturbação do desenvolvimento embrionário depende, em grande medida, da capacidade dos produtos químicos de passarem a barreira placentária.

Pish (1966), ao estudar a atividade da colinesterase no cérebro de embriões após a introdução de pesticidas organofosforados - tiofos, metafos e DDF - encontrou uma supressão da atividade desta enzima, o que indica a permeabilidade da placenta aos pesticidas. Este facto é também evidenciado pelos dados de Ackemann (1974), que após a introdução de metafos, bromofos e ftalofos em ratas grávidas, verificou, ao fim de 30 minutos, a presença de pesticidas na placenta, no fígado, no cérebro e nos tecidos musculares do feto. (1973) investigaram a transferência transplacentária de mercaptofos. A radioatividade maciça foi observada na placenta 20 minutos após a administração a ratos SR e diminuiu após 2 horas. Entre os tecidos fetais examinados, a radioatividade mais elevada foi observada no mesênquima osteogénico. Este facto sugere que o mercaptofos é absorvido pelos tecidos do organismo materno e penetra rapidamente na placenta. Staszycetal. (1974) acreditam que o clorofos, quando administrado a ratas grávidas, penetra através da placenta e tem um efeito citotóxico na célula fetal. A transferência transplacentária dos pesticidas tiofos, metafos, DDVF e TEPF é evidenciada pelos estudos de Hathwoyetal. (1972) e Kimbroughetal. (1968). Uma conclusão semelhante foi obtida quando se estudou a distribuição do ftalofos no organismo de ratas grávidas e no feto (Voronina, 1971).

Durante a gravidez, ocorrem alterações fisiológicas no corpo para preservar o embrião e o seu desenvolvimento posterior. A combinação de alterações no corpo materno pode ter um efeito multifacetado no metabolismo de compostos químicos que entraram no corpo a partir do ambiente, e pode ser acompanhada por algum abrandamento do metabolismo e excreção prolongada de metabolitos e dos próprios fármacos do corpo da mulher grávida. O metabolismo dos produtos químicos na mulher grávida está intimamente ligado ao funcionamento do sistema feto-placentário.

A placenta é constituída por tecido de metabolização ativa, modifica significativamente os processos metabólicos no corpo e forma uma barreira complexa entre os sistemas circulatórios materno e fetal. As substâncias que têm um efeito prejudicial no desenvolvimento do embrião podem manifestar o seu efeito patogénico ao penetrar na placenta.

Uma vez que a maioria das preparações são substâncias lipossolúveis, é natural que se acumulem na camada lipídica das biomembranas e, em particular, nas membranas mitocondriais, tendo um efeito não específico na sua permeabilidade, respiração e processos de transformação de energia. Neste contexto, é de indubitável interesse estudar o efeito dos pesticidas no metabolismo energético do fígado dos embriões, das coelhas grávidas e da placenta. Verifica-se que, no mecanismo do efeito tóxico dos compostos organofosforados, para além do efeito anticolinesterásico, a perturbação da função dos sistemas de transformação de energia da célula desempenha um papel importante (Shabarchin et al., 1977; Abo-Khatwaa.Hollingworth, 1974; Spetoleetal., 1977).

Quando o clorofos foi administrado diariamente a coelhas em doses de 50 e 75 mg/kg a partir do segundo dia de gravidez, o clorofos não causou perturbações no decurso da gravidez (hemorragia, abortos espontâneos) nem anomalias de desenvolvimento visíveis a olho nu, mas reduziu a respiração dos tecidos da placenta e dos órgãos fetais (Andrashko et al., 1975). O efeito máximo foi observado na placenta no dia 15-16 de gestação sob a influência de 75 mg de clorofos/kg. No dia 29-30 de gestação, a maior diminuição da intensidade da absorção de oxigénio ocorreu no fígado do feto. A diminuição da intensidade da respiração dos tecidos foi aprofundada com o aumento da dose do fármaco e a diminuição do período de exposição da fêmea grávida. Um quadro semelhante foi obtido em estudos efectuados por Campo (1982,1983): o clorofos, sem interromper o curso da gravidez, tem um efeito significativo no metabolismo da placenta.

Os resultados do estudo da cadeia de transporte de electrões das mitocôndrias da placenta de coelhas envenenadas com clorofos (nos 27-29 dias de gestação, a uma dose de 175 mg/kg), utilizando diferentes substratos de oxidação, indicam uma dissociação do processo de oxidação e fosforilação na secção do citocromo da cadeia respiratória (Akberov, 1978).

Como o demonstram os dados da literatura, a possibilidade de um efeito adverso dos pesticidas na embriogénese foi investigada principalmente a partir das posições clássicas de avaliação de certas anomalias: fertilidade, morte intra-uterina, deformações do desenvolvimento, índices de peso dos embriões e dos seus órgãos, placenta, estudos patomorfológicos e alguns estudos bioquímicos dos órgãos femininos e embrionários. Estes estudos permitem caraterizar o grau de perturbação, mas não são suficientes para revelar o mecanismo das várias perturbações dos processos metabólicos causadas pelos pesticidas. Para resolver esses problemas, parece necessário estudar o estado funcional das células e dos organelos subcelulares, nomeadamente a fosforilação oxidativa, a atividade de alguns organelos ligados à membrana, bem como a   atividade dos processos metabólicos induzidos pelos pesticidas.

enzimas mitocondriais, alterações nas fracções fosfolípidas e proteicas das membranas mitocondriais de vários órgãos maternos e fetais. É por isso que estudámos a respiração e a fosforilação oxidativa, a atividade da NAD.H-oxidase, da succinatoxidase e da citocromo c-oxidase, bem como a composição fosfolipídica e proteica das membranas mitocondriais do fígado materno e fetal sob a ação de um dos representantes dos pesticidas organofosforados - o butifos, amplamente utilizado na cultura do algodão como desfolhante.

PARTE EXPERIMENTAL

27

Capítulo 2

Materiais e métodos.

2. 1.Objeto do estudo.

A ingestão de animais com butifos foi efectuada nos dias 13 e 19 da gestação da coelha, por via intragástrica, utilizando uma sonda especial. $_{50}$A dose de butifos foi de 1/20 LD . As experiências foram efectuadas no inverno e no outono e os animais foram abatidos 10 dias após a inoculação.

O fígado embrionário, a placenta e o fígado materno foram utilizados para o isolamento das mitocôndrias.

2.2. Um método de isolamento de mitocôndrias.

As mitocôndrias do fígado dos embriões, do organismo materno e da placenta foram isoladas utilizando o método comum de centrifugação diferencial proposto por Schneider, Hogeboom (1950), Parsons, Simson (1967). As mitocôndrias da placenta e dos fetos foram isoladas de acordo com o método de Swirczynskietal(1976). Os coelhos foram decapitados, o fígado foi extraído e colocado num copo com um meio refrigerado com a seguinte composição: sacarose 250 mM, Tris 20 mM, EDTA 20 mM, pH = 0,5 mM.

7.4. Após determinação do peso do fígado, os pedaços de fígado foram triturados numa prensa com um filtro de aço inoxidável (diâmetro do orifício: 0,8 mm). A polpa resultante foi homogeneizada num homogeneizador de vidro com um pilão de teflon com 8-10 vezes o volume do meio de extração frio. Os núcleos e os fragmentos celulares foram removidos por centrifugação a 600 g durante 15 minutos a 0-2 °C. As mitocôndrias foram precipitadas a 8000 g durante 15 minutos. As mitocôndrias resultantes foram ressuspensas no meio de extração e centrifugadas novamente a 750 g para as purificar dos elementos sanguíneos.

A placenta foi lavada numa solução de NaCl a 0,9%, depois em sacarose 0,25 mM contendo EDTA 5 mM, Tris-HCl1 10 mM, pH = 7,4, após o que o tecido foi esmagado com uma prensa, homogeneizado e filtrado através de uma gaze de três camadas. O homogenato de placenta foi centrifugado a 2300 durante 1 minuto. O sobrenadante foi centrifugado a 16000 g durante 3 minutos. As mitocôndrias resultantes foram ressuspendidas no meio de extração, mas sem EDTA, e depois centrifugadas a 500 g durante 5 min. O sobrenadante foi novamente centrifugado a 7000 g durante 10 minutos. As mitocôndrias foram ressuspendidas numa solução contendo 0,25 mM de sacarose, 10 mM de Tris, pH = 7,4.

2.3. Determinação da respiração
mitocondrial e da
fosforilação oxidativa.

A taxa de consumo de oxigénio pelas mitocôndrias foi medida pelo método polarográfico num polarógrafo PPT-I, utilizando um elétrodo de platina rotativo em condições normais a 25 °C. Os rácios ADP/0 e DA foram expressos de acordo com Chance-Williams. $_{24}$O meio de incubação utilizado para as mitocôndrias do fígado de embriões e coelhas grávidas foi KCI 120 mM, KH P0 5 mM, Tris 10 mM, pH=7,4.

$_{244}$Para as mitocôndrias da placenta, o meio utilizado foi: KCI 15 mM, Tris 50 mM, KH RO 20 mM, MgSO 5 mM, EDTA 2 mM, citocromo c 10 μM, albumina bovina 0,5%. O succinato e o glutamato foram utilizados como substrato de oxidação.

2. 4 Determinação da atividade dos sistemas de polioenzimas das membranas mitocondriais.

AS ACTIVIDADES DA NAD. As actividades da H-oxidase e da succinatoxidase das mitocôndrias foram determinadas de acordo com o método de Hatefietal. (1962), modificado por Rakhimov e Almatov (1977). A atividade da NAD. H-oxidase sensível à rotenona foi determinada de acordo com o método de Ernsteretal. (1963), a atividade da citocromo-c-oxidase foi determinada de acordo com o método de Wharton e Griffiths (1961). Foram utilizadas na experiência mitocôndrias submetidas a um único tratamento de congelação-descongelação. O meio de medição continha 0,66 M de sacarose, 5 mM de histidina, 50 mM de Tris-HCl, pH = 7,4. Para medir a atividade enzimática, foram utilizadas as seguintes quantidades de substratos. A concentração final dos substratos na célula foi a seguinte: NAD.H - I mM, succinato - 10 mM, ascorbato - 20 mM, citocromo c - 0,4 mg/ml. A rotenona foi utilizada numa quantidade de 2 μmol/ml. As actividades enzimáticas foram expressas em μmols de oxigénio consumido por I min em termos de I mg de proteína mitocondrial.

2. 5 Determinação do teor de fosfolípidos.

A extração de lípidos foi efectuada de acordo com o método Folchetal (Folchetal., 1957). Os lípidos mitocondriais foram extraídos com uma mistura de clorofórmio: metanol (2:1). A quantidade de fracções individuais de fosfolípidos foi determinada pelo método de cromatografia horizontal de fluxo (Kargapolov, 1981). O precipitado no filtro foi lavado três vezes com uma mistura de clorofórmio - metanol (2:1), 1 ml cada, e metanol quente. O tratamento com metanol favorece uma melhor extração dos lisofosfolípidos, bem como dos fosfolípidos ácidos (Kargapolov et al., 1975). Ao filtrado, foram adicionados 2-3 ml de solução de cloreto de cálcio a 0,2% até se formarem duas fases: clorofórmio e água-metanol. Os tubos foram então agitados durante 1-2 minutos e foram adicionados 2 ml de clorofórmio. Após uma separação nítida, a fase superior foi aspirada. Os lípidos remanescentes na fase superior foram extraídos com 2 ml de clorofórmio. $_2$O extrato combinado de clorofórmio foi lavado três vezes com uma mistura de clorofórmio-metanol-0,02%CaCI (3:48:47). Após a lavagem, foi retirado 1/10 do volume disponível para a determinação do fósforo lipídico total (Baginskietal., 1967). O extrato lipídico restante foi evaporado até à secura numa corrente de azoto e dissolvido em 20-25 μl de mistura clorofórmio-metanol (2:1).

O gel de sílica KSK foi utilizado como adsorvente para a cromatografia em camada fina. O adsorvente foi aplicado a uma placa de 24x9 cm pelo método de precipitação (Kargapolov e Kartseva, 1975). As placas foram secas ao ar, depois activadas num exsicador a 120°C durante 15 minutos e separadas em 10-15 pistas distintas com uma largura de 4-5 mm utilizando um dispositivo especial. O material lipídico estudado, na quantidade de 10-40 μg num volume de 2-5 μl, foi aplicado em placas colocadas em câmaras de vidro planas para cromatografia de fluxo. Os fosfolípidos foram fraccionados em sistema clorofórmio-metanol-amoníaco (12,4:4,6:1,0). ^{0}Os cromatogramas após secagem foram expostos diretamente sobre a mistura de crómio num recipiente especial colocado num exsicador a 200°C durante 30 min. Após a visualização dos cromatogramas, o conteúdo quantitativo de cada fração lipídica foi determinado por densitometria (Novitskaya, 1972).

2. 6. Eletroforese em disco das proteínas da membrana mitocondrial.

A eletroforese em disco foi efectuada em gel de poliacrilamida a 11%, de acordo com o método de Neville e Clossmann (1971). O gel de concentração foi PAGE a 3%. As mitocôndrias foram dissolvidas em meio de extração contendo dodecil sulfato de sódio e -mercaptoetanol a uma concentração final de 1%, incubadas nesta mistura a 37°C durante 1 hora. O dodecil sulfato de sódio (SDS) foi purificado das impurezas de sais inorgânicos por recristalização dupla em etanol a 70%, seguida de lavagem dupla do SDS seco com álcool butílico quente. As impurezas de hidrocarbonetos e álcoois foram removidas por extração dupla com éter etílico. Os primeiros 30 minutos de eletroforese foram efectuados a uma corrente de 2 mA por tubo, tendo depois a corrente sido aumentada para 5 mA por tubo. Foi utilizado azul de bromofenol a 0,05% como corante marcador. Após a eletroforese, os géis foram fixados durante 20 minutos em TCA a 10%. Os géis foram corados com Coomassie R-250 a 0,25%, preparado numa mistura de metanol-ácido acético-água (5:7:78). A densitometria foi efectuada num densitómetro Karl Zeiss (Jena, RDA).

2. 7. Reagentes.

Foram utilizados no trabalho os seguintes reagentes: ADP, ATP, ácido succínico Nad.H, histidina, EDTA (Reanal-Hungria), citocromo c (Biomed-Polónia), rotenona (sigma-EUA), ácido ascórbico, ácido glutâmico, 2,4-DNF, sacarose, tris, BSA - marca "B", sais inorgânicos e outros reagentes de qualificação b.h. e b.d.a. (Reachim-Rússia). Foram utilizados kits de reagentes Reanal (Benrpna) para a eletroforese em disco.

2.8. Tratamento estatístico dos resultados.

Todos os dados foram tratados estatisticamente utilizando a fórmula:

$$\delta = \sqrt{\frac{\Sigma x^2}{(n-1)}}$$

em que é o desvio quadrático médio, x n é o número de experiências.
A fiabilidade dos dados obtidos foi calculada utilizando a fórmula:

$$M_1 - M_2 \geq \sqrt{m_1^2 + m_2^2}$$

[22]em que M1 é a média aritmética da experiência, M é a média aritmética do controlo, m1 é o erro médio da experiência, m é o erro médio do controlo.

Capítulo 3

RESULTADOS DA INVESTIGAÇÃO E RESPECTIVA DISCUSSÃO.

3.1. Estudo comparativo da respiração e da fosforilação oxidativa das mitocôndrias hepáticas de coelhas grávidas, embriões e placenta sob a ação do butife durante o desenvolvimento embrionário.

Atualmente, existem dados literários bastante inequívocos que indicam a elevada sensibilidade das mitocôndrias a vários efeitos químicos e físicos dirigidos aos tecidos de todo o organismo. Existe uma base para a afirmação de que as mitocôndrias são a parte mais sensível da célula, e as suas reacções e estado determinam as reacções e o estado de toda a célula (Kondrashova, 1968).

As mitocôndrias possuem todas as funções básicas da célula (Sku-lachev, 1969) e, por conseguinte, a resposta das mitocôndrias isoladas - os seus estados metabólicos - deve corresponder às leis fisiológicas gerais de resposta das entidades vivas às influências externas. Como observámos na revisão da literatura, são as mitocôndrias e o aparelho de transformação de energia mitocondrial que podem representar o alvo intracelular primário de muitos pesticidas.

Sabe-se, no entanto, que durante a gravidez ocorrem alterações fisiológicas no organismo que têm como objetivo a preservação do embrião e o seu posterior desenvolvimento. A totalidade das alterações no organismo materno pode ter numerosas influências na concretização dos efeitos dos agentes químicos que nele entraram a partir do ambiente. A este respeito, é de interesse comparar as funções das mitocôndrias do fígado materno e fetal durante o envenenamento por butifos.

A administração de butifos a coelhas resultou, no 23° dia de gestação, numa diminuição média de 20% da taxa de oxidação de succinato pelas mitocôndrias hepáticas de coelhas no estado V4, enquanto a taxa de respiração estimulada por ADP e DNF praticamente não diferiu do controlo (Quadro 1). Como resultado destas alterações, a conjugação das preparações mitocondriais, avaliada pela magnitude da DC, aumentou; foi também observado um ligeiro aumento da relação ADP/O. Foram observadas alterações semelhantes nas mitocôndrias sob a influência de butifos quando se utilizou glutamato como substrato. ₄Nesta oxidação do glutamato no estado V, o npaKTH4ecKn não se altera, mas a taxa de fosforilação respiratória das mitocôndrias aumentou ligeiramente, o que levou também a um ligeiro aumento do valor do controlo respiratório. Paralelamente, a taxa de respiração das mitocôndrias estimulada por DNF também aumentou. ₄O que precede significa, aparentemente, que a introdução de butifos em animais com 23 gestações induz alterações nas mitocôndrias que contribuem para uma diminuição da permeabilidade passiva "basal" da membrana, como evidenciado por uma diminuição da respiração no estado V .

₄I(I)₃A taxa de oxidação do succinato em mitocôndrias isoladas do fígado de coelhos experimentais (30 dias de desenvolvimento embrionário) nos estados metabólicos V n Vj| não difere do controlo, apenas inibida em 14% no estado V (Quadro 1). ₃Embora as mitocôndrias hepáticas dos coelhos experimentais se caracterizem pela inibição da respiração no estado metabólico V, a taxa de oxidação do succinato após a adição do desacoplador permanece elevada, indicando que não existe um efeito direto do butifos na cadeia respiratória. Estas preparações mitocondriais de oxidação do glutamato em diferentes estados metabólicos caracterizam-se por uma atividade respiratória ligeiramente reduzida. Ao mesmo tempo, o valor de DA tende a diminuir e o rácio ADP/O aumenta.

Tabela 1.

Efeito do tratamento de coelhas grávidas com butifos na respiração e fosforilação oxidativa das mitocôndrias do fígado materno маtПЛэмб(MH), mitocôndrias da placenta (MH) e mitocôndrias do fígado embrionário (MH .) aos 23 e 30 dias de desenvolvimento.

$_2$(A taxa de respiração é expressa em ng átomo O /min.mg de proteína. $_4$Substrato de oxidação - succinato, V * - taxa de respiração antes da adição de ADP. A tabela representa Mim, número de experiências 5-7; k - controlo, o - experiência).

Indicador	$mh_{\text{мат}}$		MX^{TM}		$_{эмб}mh$.	
	к	о	к	о	к	о
23 dias						
V4*	23±2	18±1	7±0,1	9,6±0,2	23±3	24±4
V3	67±4	64±2	16,5±0,6	18,0±0,5	47±3	62±4
V4	26±2	21±1	7,5±0,2	10,0±0,3	20±2	22±2
UDNF	72±2	74±2	14,0±0,4	16,7±0,3	52±3	67±2
dk	2,6±0,1	3,0±0,06	2,3±0,05	1,9±0,03	2,4±0,01	2,8±0,1
ADP/O	1,8±0,03	1,9±0,04	1,8±0,06	1,6±0,09	1,7±0,06	1,9±0,05
30 dias						
V4*	23±1	23±2	7,5±0,2	4,6 ±0,4	30±2	25±1
V3	80±3	69±2	16,0±0,1	12,7±0,4	74±5	63±2
V4	29±1	28±2	7,8±0,2	4,4±0,1	30±3	29±2
UDNF	85±4	81±4	16,8±0,4	13,0±0,2	85±4	60±3
DK	2,8±0,03	2,4±0,03	2,0±0,03	2,9±0,06	2,5±0,06	2,2±0,01
ADP/O	1,7±0,02	2,0±0,1	1,8±0,1	1,9±0,06	1,8±0,06	1,6±0,03

$_4$As mitocôndrias isoladas da placenta de coelhos experimentais são caracterizadas por um aumento da taxa de oxidação do succinato em vários estados metabólicos, especialmente - V (em 33%). Ao mesmo tempo, o valor de ADP/O foi reduzido em 11,2% e o DC em 17% em comparação com o controlo (Quadro 1). $_4$Uma vez que a diminuição do rácio ADP/O e do valor DC (de acordo com Chance) foi acompanhada nas nossas experiências pelo aumento da taxa de respiração no estado V OHO estava obviamente ligado à dissociação da fosforilação oxidativa.

As mitocôndrias da placenta do 30º dia de gravidez foram caracterizadas na experiência por uma taxa reduzida de oxidação do succinato em vários estados metabólicos. $_4$A diminuição da respiração foi particularmente acentuada no estado V (em 44%), levando a um aumento do valor do controlo respiratório. O valor do coeficiente ADP/O também tende a aumentar.

A administração de butifos a coelhos induziu também alterações na respiração e na fosforilação oxidativa nas mitocôndrias do fígado fetal. No dia 23 do desenvolvimento embrionário, foi observado um aumento da taxa de oxidação do succinato em vários estados metabólicos. [3]A aceleração da respiração mitocondrial no estado metabólico V (na 32%) foi particularmente marcada, acompanhada por um aumento de 16,6% no valor de DA. Um aumento semelhante foi também observado em meios com glutamato. A relação ADP/O nos meios com succinato aumentou 11,7% em relação ao controlo e 16% para a oxidação do glutamato (quadro 1).

[50]No modelo que utilizámos, estudámos as consequências bioquímicas relativamente remotas (período de 10 dias) do tratamento dos animais com doses ligeiras (1/20 LD) de butifos. É evidente que, nestas condições, os efeitos directos do pesticida estudado nas funções das mitocôndrias podem ser excluídos e os parâmetros medidos do seu estado funcional reflectem obviamente alterações do número de transportadores respiratórios e (ou) da atividade dos sistemas de transporte de substratos da respiração e da fosforilação através da membrana interna das mitocôndrias. A modificação do microambiente lipídico das enzimas ligadas à membrana pode desempenhar um papel funcional importante nestas condições. Em geral, as alterações nos parâmetros da fosforilação oxidativa da placenta, do fígado materno e do embrião induzidas por doses baixas de butifos descritas nesta secção são aparentemente compensatórias e de natureza específica dos tecidos. As alterações na atividade do processo de fosforilação oxidativa são mais intensas no 30.º dia nas mitocôndrias do fígado do embrião e da placenta, em comparação com as mitocôndrias do fígado da mãe. Isto indica o efeito embriotrópico de baixas doses de butifos, que sem dúvida tem uma natureza complexa, incluindo a modificação das funções mitocondriais.

3. 2. Efeito do butifos na atividade dos sistemas de oxidase das membranas mitocondriais das mitocôndrias do fígado, da placenta embrionária e do fígado materno.

Nos últimos anos, foi acumulado material experimental considerável sobre as alterações da atividade das enzimas ligadas à membrana e dos sistemas polienzimáticos das mitocôndrias sob a ação de vários factores e fármacos. O estudo da ação dos pesticidas no funcionamento da cadeia respiratória mitocondrial é um dos testes mais importantes utilizados para decifrar os mecanismos primários da intoxicação. A tarefa da presente secção consistiu em estudar comparativamente o efeito do butifos na atividade dos sistemas oxidase das membranas mitocondriais do fígado, da placenta dos embriões e do fígado materno.

Se, em experiências com mitocôndrias intactas, a inibição da respiração observada pode ser consequência tanto de perturbações diretamente na cadeia respiratória como no sistema de transporte de substratos através da membrana interna, no caso de preparações de mitocôndrias congeladas e descongeladas, este último fator não é limitador da taxa.

Nestas experiências, foram utilizadas preparações de mitocôndrias submetidas a uma única congelação e descongelação. $_{50}$O nível de atividade da succinatoxidase mitocondrial dos órgãos e tecidos acima mencionados dos animais sob a ação do butifos numa dose de 1/20 LD é apresentado nas Figuras 3 e 4. O valor da atividade da succinatoxidase sob a exposição ao butifos diminuiu nas mitocôndrias da placenta e do fígado de coelhas grávidas, especialmente no 30° dia de desenvolvimento do embrião (Figs. 36, 46). Ao mesmo tempo, o butifos activou acentuadamente o sistema succinatoxidase da cadeia respiratória dos embriões. A sua atividade no 23° dia de desenvolvimento do embrião foi aumentada em 24,5% e no 30° dia - em 19,5% em comparação com o controlo (Fig. 3a, 4a).

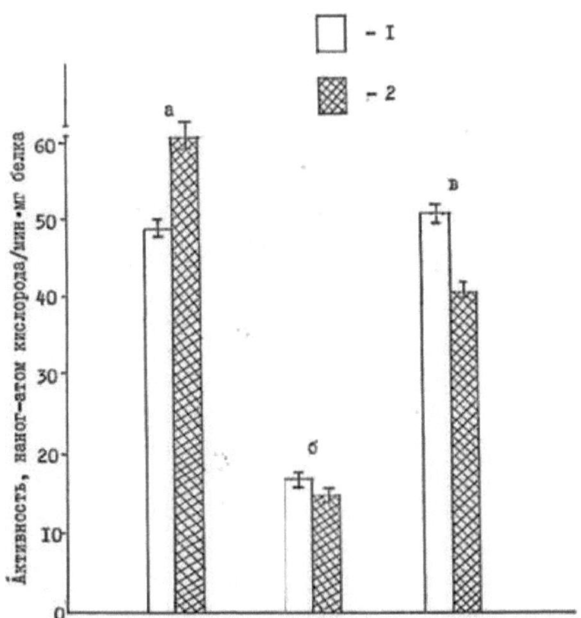

Figura 3. NÍVEIS DE ACTIVIDADE DA SUCCINATOXIDASE DAS VIDAS DE MITOCHONDRY MITOCHONDRY DE EMBRIÕES COM 23 DIAS DE IDADE (a), PLACENTA (b) E BUTIFOS NO CONTROLO (1) E NA IMPLICAÇÃO DE BUTIFOS (2)

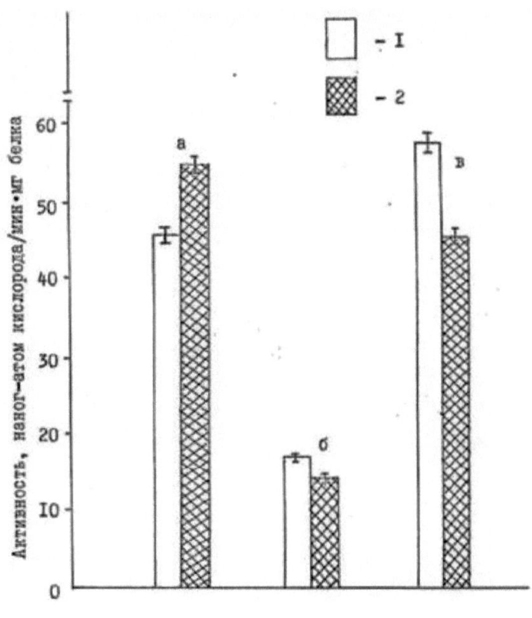

Fig. 4 NÍVEIS DE ACTIVIDADE DA SUCCINATOXIDASE DE MITOCONDRIES DE MITOCONDRIES EM EMBRIÃO, PLACENTA E MAMA DE 30 DIAS NO CONTROLO (1) E SUBSTÂNCIA
OS EFEITOS DO BUTIFOS
(Designações como na Fig. 3)

Os dados sobre a atividade da NAD.H-xidase das mitocôndrias do fígado do embrião, da placenta e das mitocôndrias do fígado materno durante a exposição ao butifos são apresentados nos Quadros 6-8.

Dos dados apresentados conclui-se que o envenenamento por butifos afecta a atividade da NAD.H-oxidase de diferentes formas: a atividade da oxidase das mitocôndrias do fígado do embrião nos 23º e 30º dias de desenvolvimento aumenta em comparação com o controlo em 17 e 15,8%, respetivamente (Quadro 6). Ao mesmo tempo, este sistema oxidase nas mitocôndrias da placenta e do fígado materno diminui a sua atividade em resultado da ação do butifos (Quadros 7, 8).

No 23º dia de desenvolvimento embrionário, a atividade do sistema NAD.H-oxidase das mitocôndrias do fígado materno diminui 22%, mas no 30º dia de desenvolvimento embrionário a sua atividade é gradualmente restaurada, mas não atinge o nível de controlo. Deve notar-se que, sob a influência do butifos, a maior diminuição da atividade da NAD.H-oxidase é observada no caso das mitocôndrias da placenta, onde no 23.º e 30.º dia de desenvolvimento do embrião a atividade diminui 36,4 e 28,6%, respetivamente, em relação ao nível de controlo (quadro 7).

Sabe-se que as mitocôndrias do fígado têm dois sistemas de oxidação (Fig. 2) - uma via de fosforilação interna para a oxidação de substratos dependentes de NAD e uma via externa para a oxidação livre de NAD.H adicionado (Fig. 2). 5A parte inicial da cadeia respiratória desta via é a NAD-N-citocromo em -redutase (Skulachev, 1969; Raw, Makier, 1959). A destruição das mitocôndrias por congelação e descongelação leva à perda da conjugação, mas mantém a capacidade de oxidar NAD.H através das vias mitocondriais externa (insensível à rotenona) e interna (sensível à rotenona).

Tabela 6.
Efeito do butifos na atividade da NAD.H-oxidase e na sua natureza após a adição do citocromo c nas mitocôndrias.

isolado do fígado de embriões (M±m)

(k - controlo. o - experiência)

Idade gestacional, dias	Variante	Atividade, nanogátomo de oxigénio / mn^mig de proteína								
		NADPH oxidase			Insensível a Rothenon NADPH oxidase			NADPH oxidase		
		NAD.H	NADZN + Cite.c	SIM	NAD.H	NADZN + Cite.c	SIM	NADC	NAD.H + Cite.c	SIM
23	к	35±2	134±6	99	18±1	110±3	92	17±1	24±3	7
	0	41±2	163+8	122	22±1	143±5	121	19±1	20±3	-
		£<0,001	£<0,001		£<0,001	£<0,001		£<0,1	£<0,002	
30	к	38±2	149+8	111	20±1	115±5	95	18±1	34±3	16

0	44±2	167±9	123	24±1	138±6	114	20±1	29±3	9
	£<0,001	£<0,001		£<0,001	£<0,001		£<0-01	£<0,001	

Efeito de <u>buty f os</u> na atividade da NADLH oxidase e na sua <u>produção</u> após adição de <u>citocromo</u> c em mitocôndrias.

isolado do fígado de embriões

(k - controlo o - experiência)

Idade gestacional, dias	Variante	Atividade, <u>nanogátomo de oxigénio/min.mg</u> de proteína								
		N AD. N o k s i d a za			Rotenon gjUuU eUlitelny n ADLf-o k sida za			$^{-к\ сн}$Rotenon DUvideteln na me N ADL ° E $^{a\ 3a}$		
		NADLCH	NADL + Citado de.	SIM	NADH	NADL + Citado de.	SIM	NADL	NADL + Citado de.	SIM
23	к	22+1	57+3	35	8+0,5	43±2	35	14±0,5	14,5±0,5	-
	0	14+1	45+2	31	6 ±0,4	37±2	31	8+0,6	,8 6±0.6	-
		P<0,001	P<0,001		P>0,05	P<0,001		P<0,001	P<0,001	
30	к	21±1	52±3	31	11±1	42±2	31	10±1	10±1	-
	o	15±1	43+3	28	7,5±1	35±2	27,3	7,5±O,5	7,5±0,5	-
		P<0,001	P<0,001		P<0,001	P<0,001		P<0,001	P<0,001	

<u>Tabela 8.</u>
Efeito do butifos na atividade da NAD.H-oxidase e seu aumento após adição de citocromo a em mitocôndrias
isoladas de fígado de embrião (M±m)

(k - controlo, o - experiência)

Idade gestacional, dias	Variante	Atividade, <u>nanogátomo de</u> oxigénio/min.mg de proteína								
		NADN-o k sida za			Insensível a Rothenon N ADN-o to sid a para			Rotenon-chu NADH oxidase		
		NADH	NAD.H + Cite.c	LA	NADH	NADH + Cit.c	SIM	NADH	NAD.H + Cite.c	SIM
23	к	36±2	120±8	84	12±1	69+3	57	24±2	51±5	27
	O	28±2	95±5	67	10±1	63+3	53	18+1	32±2	14
		P<0,001	P<0,001		P<0,1	£<0,001		P<0,00!	P<0,001	
30	к	33±2	144+10	111	12+2	74+5	62	21±2	70+4	49
	O	29±2	97±7	68	10±2	63+4	53	19+1	34±3	15
		P<0,001	£<0,001		£<0,05	£<0,001		P<0,05	P<0 00!	

A administração de butifos aos animais conduz à ativação (no caso das mitocôndrias do fígado do embrião) ou à inibição (no caso das mitocôndrias da placenta e do fígado do coelho) das vias internas e externas de oxidação do NAD-H, dependendo do período de desenvolvimento do embrião (quadros 6-8). Ao analisar a relação entre as taxas de oxidação do NAD-H pelas vias de oxidação interna e externa, verifica-se que o bu-tifos aumenta significativamente a atividade do sistema NAD-H oxidase insensível à rotenona das mitocôndrias do fígado de embrião (quadro b). Assim, enquanto a atividade da NAD.H-oxidase insensível à rotenona aumenta em 20-22%, a atividade da NAD.H-oxidase da via sensível à rotenona aumenta apenas em 11-12% em comparação com o controlo. Ao mesmo tempo, nas mitocôndrias da placenta (quadro 7) e do fígado materno (quadro 8), sob a influência do butifos, observa-se um quadro diferente - supressão da atividade de ambas as oxidases, e nas mitocôndrias do fígado dos coelhos a atividade da NAD.H-oxidase sensível à rotenona é especialmente suprimida de forma acentuada.

Foram obtidos dados bastante interessantes ao estudar o efeito do butifos nas mitocôndrias da placenta dos embriões. Assim, no 23º dia de desenvolvimento embrionário, a atividade da NAD.H-oxidase insensível à rotenona nas mitocôndrias da placenta diminui 25%, ao mesmo tempo que a atividade da NAD.H-oxidase da via sensível à rotenona é suprimida em 43%. No entanto, no 30º dia de desenvolvimento embrionário, a diminuição da atividade destas vias de oxidação do NAD.H não atinge o nível caraterístico das mitocôndrias isoladas do fígado de embriões com 23 dias de idade. Assim, analisando a relação entre as actividades das vias externa e interna da oxidação do NAD.H, podemos concluir que, sob a influência do butifos, a atividade da NAD.H-oxidase insensível à rotenona das mitocôndrias do fígado do embrião aumenta principalmente e, pelo contrário, a atividade da NAD.H-oxidase sensível à rotenona da cadeia respiratória das mitocôndrias da placenta e do fígado materno é acentuadamente suprimida (quadros 7 e 8).

Sabe-se que as perturbações da membrana associadas a patologias e a alterações na composição de fosfolípidos e proteínas alteram significativamente a capacidade do citocromo c exógeno para ativar a transferência de electrões ao longo da cadeia respiratória (Rakhimov e Almatov, 1978; Almatov et al, 1981,1982), o que se manifesta, por um lado, em alterações da atividade da citocromo c-oxidase, para a qual o citocromo c é um substrato, e, por outro lado, na magnitude dos aumentos das actividades da NAD.H-oxidase e da succinatoxidase observados quando o citocromo c exógeno é introduzido no meio de reação. Estas características são muito sensíveis à presença de "danos ocultos" nas membranas mitocondriais em resultado de processos patológicos ou durante a ação de factores prejudiciais. Assim, podem servir como um teste fiável que indica o estado dos sistemas de polioenzimas das membranas mitocondriais. Neste contexto, estudámos a interação do citocromo c exógeno com as mitocôndrias do fígado de fetos embrionários, da placenta e do fígado de coelhas grávidas. Como se pode ver nas Figuras 5 e 6, sob a ação do butifos, há um desvio da atividade da citocromo c-oxidase em relação ao nível de controlo. As alterações mais visíveis são observadas no 30º dia de desenvolvimento do embrião. Assim, a atividade da citocromo-c-oxidase das mitocôndrias do fígado de coelho no 23º dia de desenvolvimento embrionário não se altera significativamente, mas no 30º dia diminui 23%. Uma diminuição semelhante da atividade da citocromo-c-oxidase sob a influência do butifos ocorre nas mitocôndrias isoladas da placenta dos embriões, enquanto a atividade da citocromo-c-oxidase das mitocôndrias

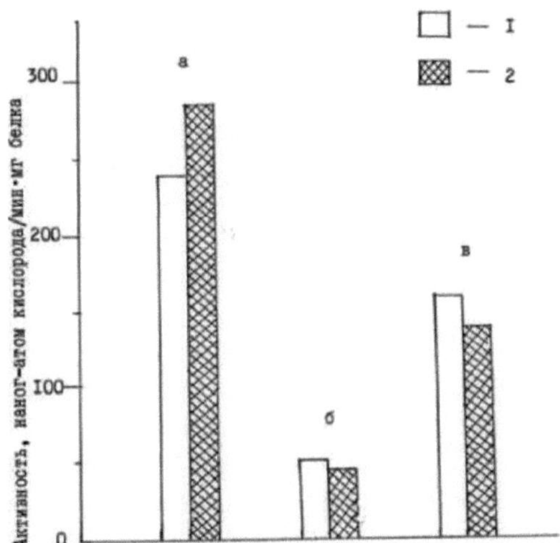

Figura 5. ACTIVIDADE DA CITOCROMO C-OXIDASE DAS MITOCÔNDRIAS DO FÍGADO DE EMBRIÕES DE 23 DIAS, PLACENTA E FÍGADO DE COELHAS GRÁVIDAS NO CONTROLO (I) E SOB A INFLUÊNCIA DE BUTIFOS (2). (Designação como na Fig. 3)

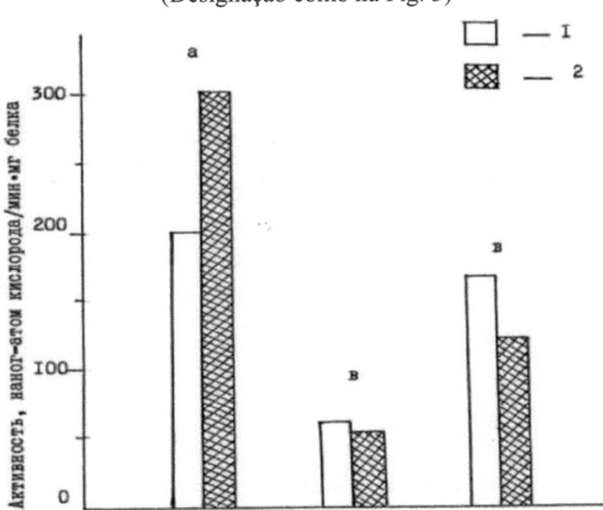

Figura 6. NÍVEL DE ACTIVIDADE DA CITOCROMO C-OXIDASE DAS MITOCÔNDRIAS
FÍGADO DE EMBRIÕES DE 30 DIAS, PLACENTA E FÍGADO DE COELHAS GRÁVIDAS NO CONTROLO (I) E SOB A INFLUÊNCIA DE BUTIFOSA(2). (Designação como na Fig. 3)

A atividade do fígado dos embriões aumenta, especialmente no 30º dia de desenvolvimento embrionário. Assim, se a atividade deste sistema enzimático no 23º dia de desenvolvimento embrionário aumenta em 16,6%, no 30º dia - em 39% do nível de controlo.

Assim, os nossos estudos sugerem que o butifos tem efeitos diferentes nos sistemas de oxidase das membranas mitocondriais do fígado, dos embriões, da placenta e do fígado materno. Assim, se o butifos leva a um aumento da taxa de transferência de electrões ao longo da cadeia respiratória nas mitocôndrias do fígado do embrião, nas mitocôndrias da placenta e do fígado materno, pelo contrário, este processo abranda sob a influência do butifos. Pode considerar-se que, durante o envenenamento por butifos, ocorrem dois tipos de perturbações na estrutura das mitocôndrias dos órgãos estudados. Um deles manifesta-se na alteração da "conjugação" estrutural entre partes separadas da cadeia respiratória, e o segundo é causado pela degradação de toda a cadeia respiratória e da via externa de oxidação de NAD.H.

Como foi observado, sob a influência do butifos, a atividade dos sistemas poli-enzimáticos das mitocôndrias do fígado dos embriões aumenta, enquanto que nas mitocôndrias da placenta e do fígado materno diminui. Estas observações estão de acordo com os dados obtidos por outros autores durante o estudo de vários processos patológicos nos seus estádios ligeiros, nos quais se observou normalmente um aumento da taxa de oxidação dos substratos, possivelmente devido a uma melhoria na difusão dos substratos para os centros activos dos sistemas poli-enzimáticos correspondentes, como resultado da formação de "danos ocultos" na estrutura das membranas mitocondriais. Em graus mais profundos de patologia, os processos marcados foram transformados em processos de inativação, o que está associado a danos mais profundos na membrana interna das mitocôndrias (Almatov et al., 1981, 1982; Agzamov et al., 1981, 1983; Rakhimov, Almatov, 1977; Musaev et al., 1981).

3.8. O efeito do butifos na ativação do sistema NAD.H-oxidase das membranas mitocondriais pelo citocromo c.

A adição de citocromo c ao meio contendo mitocôndrias dissociadas e NAD.H aumenta a taxa de transferência de electrões ao longo da cadeia respiratória. Sabe-se que o citocromo c pode ser incorporado nos fosfolípidos membranares, formando ligações electrostáticas com eles (Ivanetichetal., 1974). A incorporação do citocromo c exógeno é muito sensível ao acoplamento estrutural entre as proteínas e os fosfolípidos da membrana interna mitocondrial (Almatov, et al., 1982). As alterações das membranas mitocondriais causadas pela exposição do organismo a factores de stress ou a processos patológicos conduzem a uma perturbação da "inclusão "* do citocromo c exógeno na membrana mitocondrial, ou seja, a ativação dos sistemas polienzimáticos da cadeia respiratória mitocondrial pelo citocromo c é prejudicada.

Dos resultados apresentados nos quadros 6-8 conclui-se que a taxa total de oxidação de NAD.H após a adição de citocromo c à célula polarográfica é diferente nas mitocôndrias dos animais de controlo e dos animais experimentais. Entretanto, a atividade total da NAD.H-oxidase das mitocôndrias da placenta e do fígado materno dos animais experimentais não atinge o nível de controlo (Quadros 7, 8). Ao mesmo tempo, nas mitocôndrias do fígado dos embriões injetados com butifos, a atividade deste sistema está acentuadamente aumentada (Quadro b). No entanto, se calcularmos quantas vezes a taxa de oxidação do NAD-H se altera após a adição do citocromo c, observamos um comportamento diferente.

[K]O termo "inclusão" é muito convencional e significa, em experiências deste tipo, o efeito ativador do citocromo c exógeno nos sistemas de oxidase. É evidente que a incorporação direta do citocromo c nas membranas mitocondriais nem sempre é um processo limitador da taxa da cadeia de transferência de electrões.

estanho. Ao mesmo tempo, observa-se um maior grau de aumento da atividade da NAD.H-oxidase das mitocôndrias da placenta na experiência em comparação com o controlo. Em particular, no 23° dia de desenvolvimento embrionário, a atividade após a adição de citocromo c no controlo aumenta 2,59 vezes, mas nos animais que recebem butifos - 3,21 vezes. Ao mesmo tempo, o grau de aumento da atividade da NAD.H-oxidase após a adição de citocromo c nas mitocôndrias do fígado dos embriões e do organismo materno na experiência não difere do controlo. No 30.º dia de desenvolvimento embrionário, nas mitocôndrias do fígado do organismo materno (quadro 8), o aumento da atividade após a adição de citocromo c na experiência (butifos) é inferior ao do controlo.

Um estudo comparativo da oxidação de NAD.H em meios contendo citocromo c + rotenona mostrou que o citocromo c acelera principalmente a transferência de electrões ao longo da via externa da oxidação mitocondrial; isto é consistente com os dados de outros estudos (Skulachev, 1969; Rakhimov e Almatov, 1978; Almatov et al., 1982). A presença de citocromo exógeno no meio é uma condição indispensável para a ativação da via de oxidação externa. Dos dados apresentados nos quadros 6-8 conclui-se que a inoculação de butifos no dia 23 do desenvolvimento embrionário provoca um aumento da atividade da NAD.H-oxidase insensível à rotenona (na presença de citocromo c) das mitocôndrias do fígado do embrião, mas simultaneamente nas mitocôndrias de todos os tecidos, especialmente no caso do fígado da mãe, a atividade do sistema NAD.H-oxidase sensível à rotenona das mitocôndrias em meios com citocromo c é acentuadamente suprimida. É de notar que o citocromo c exógeno praticamente não ativa o sistema NAD.H-oxidase sensível à rotenona das mitocôndrias da placenta dos embriões, tanto no controlo como na experiência (Quadro 7).

No 30.º dia de desenvolvimento do embrião, sob a influência do butifos, a atividade do sistema NAD   .H-oxidase   (na presença de citocromo c) insensível à rotenona das mitocôndrias do fígado do embrião aumenta ligeiramente (quadro 6) e tende a diminuir nas mitocôndrias da placenta e do fígado materno (quadros 7 e 8).

O estudo do efeito da inoculação de butifos na atividade do sistema NAD.H-oxidase sensível ao ro-tenon mostra que, no 30.º dia de desenvolvimento do embrião, bem como em períodos de desenvolvimento anteriores, se observa uma supressão da atividade deste sistema em meios com citocromo c exógeno, especialmente clara no caso das mitocôndrias do fígado materno (quadro 8).

Do que precede, podemos concluir que, durante a ação do butifos no organismo de animais prenhes, se formam "danos ocultos" na estrutura das mitocôndrias do fígado, mitocôndrias dos embriões, placenta e fígado do organismo materno. Os autores deste termo (Almatov et al., 1981,1982) sugerem que estes se baseiam na perturbação das interacções entre proteínas e lípidos na membrana mitocondrial. Por outro lado, é possível que, sob a influência de patologia, envenenamento ou stress, a quantidade, disponibilidade e/ou atividade das enzimas líticas seja alterada tanto nas próprias mitocôndrias como nos lisossomas presentes na fração mitocondrial. Estas "lesões" manifestam-se por uma diminuição das taxas de oxidação e de fosforilação, da atividade dos sistemas polienzimáticos e do acesso do citocromo exógeno às regiões apropriadas das membranas mitocondriais. Os dados apresentados indicam que, sob a influência do butifos no organismo de animais prenhes, se observam perturbações bastante profundas no sistema de fosforilação oxidativa e na cadeia de transferência de electrões nas mitocôndrias do fígado dos embriões, da placenta e do fígado do organismo materno, especialmente nos últimos períodos da gravidez.

3.9. Composição fosfolipídica das membranas mitocondriais das mitocôndrias hepáticas de embriões, placenta e fígado de coelhas grávidas em condições normais e sob a influência de butifos.

É sabido que a ação dos pesticidas organofosforados nas membranas biológicas se baseia na inibição das colinesterases. Recentemente, porém, começaram a acumular-se informações segundo as quais, na patogénese da intoxicação por compostos desta classe, a sua interação com as membranas biológicas, ou seja, o seu efeito membranotóxico, desempenha um certo papel; a manifestação deste efeito pode incluir um aumento da permeabilidade das membranas, o desenvolvimento de hiperfermentemia (Dolgo-Saburov, 1969) e a perturbação das enzimas ligadas às membranas (Ivanova et al., 1978; Mirakhmedov et al., 1984; Khamidov et al., 1984).Mirahmedov et al.,1984; Khamidov et al.,1984; Sheraliev et al.,1984; Kleshgok, Rajtor, 1979).

Um componente integral essencial das membranas biológicas são os fosfolípidos, que asseguram a sua atividade funcional normal e o controlo das enzimas dependentes de lípidos. Com base em poucos dados, pode concluir-se que a intoxicação com pesticidas organofosforados é acompanhada de alterações quantitativas e qualitativas da composição lipídica das membranas (Gerickeetal., 1976; Hettwer,Gericke, 1977). Como é sabido, as alterações quantitativas dos fosfolípidos são acompanhadas de perturbações da microestrutura, das propriedades físico-químicas e das funções básicas das membranas, nomeadamente a resistência, a condutividade, a atividade enzimática e a permeabilidade selectiva destas estruturas em relação a vários metabolitos, catiões e aniões são significativamente alteradas.

Não existem estudos dedicados ao estudo do efeito dos pesticidas, em particular dos compostos organofosforados, sobre o teor quantitativo e qualitativo das fracções individuais de fosfolípidos nas mitocôndrias dos tecidos embrionários. O estudo do teor de fosfolípidos das células, nomeadamente das mitocôndrias dos órgãos animais no sistema mãe-placenta-feto, contribui para a elucidação do mecanismo das perturbações da função energética das células induzidas pelos pesticidas. Neste contexto, foi de interesse investigar as alterações das fracções principais e secundárias dos fosfolípidos nas mitocôndrias do fígado e da placenta maternos, fetais e de coelho sob a ação do butifos.

Os resultados dos estudos sobre o efeito do butifos na composição fosfolipídica das mitocôndrias do fígado de coelhas grávidas são apresentados nos quadros 9 e 10.

Como se pode ver pelos dados obtidos, a composição fosfolipídica das mitocôndrias do fígado de coelhas grávidas altera-se em resposta à ação do butifos. No processo de estudo do efeito do butifos na composição fosfolipídica das mitocôndrias deste órgão, foram encontradas alterações muito significativas. Em particular, nos 23° e 30° dias de gestação, verificou-se um aumento do conteúdo de fosfatidilcolina (9,6 e 9,7%), fosfatidiletanolamina (11,4 e 17,6%), fosfatidilinositol (7,7 e 37,5%), fosfatidilserina (25,0 e 37,5%), ácido fosfatídico (13,3 e 28,5%) e lisofosfatosfera (13,3 e 28,5%),5%) e ácido lisofosfatídico (em 12,5 e 11,7%) com diminuição simultânea de cardiolipina (em 32,0 e 38,7%), esfingomielina (em 12,3 e 27,7%), lisofosfatidilcolina (em 9,6 e 20,0%), lisofosfatidiletanolamina (em 12,3 e 17,0%) e lisocardiolipina (em 20,0 e 50,0%) em relação ao controlo. Aparentemente, sob a ação do butifos em diferentes compartimentos do fígado, as reacções de metilação são aceleradas (conversão   de fosfatidil

etanolamina em fosfatidilcolina), descarboxilação (conversão de fosfatidilserina em fosfatidiletanolamina) e troca de bases (etanolamina, serina, inositol) (Bereziat, 1980). Por outro lado,

Quadro 9

Teor percentual de fracções separadas de fosfolípidos em mitocôndrias de fígado de coelho aos 23 dias de gravidez em condições normais e sob a ação de butifos (M + t, n= 5-7).

Fosfolípidos	Controlo	Experiência
Fosfatidilcolina	33,2±1,4	36,4±2,3
Fosfatidiletanolamina	25,4+1,3	28,3±2,0
Cardiolipina	15,6±1,6	10,6±1,0
Fosfatidilserina	2,8±2	3,5±0,1
Fosfatidilinositol	I,3±0,1	1,4±0,I
Esfingomielina	4,9±0,5	4,3±0,2
Ácido fosfatídico	I,5±0,1	1,7±0,2
Lisofosfatidilcolina	2,1±0,1	1,9=0,04
Lisofosfatidiletanolamina	10,6±0,6	9,3=0,9
Lisocardiolipina	1,0=0,02	0,8=0,01
Ácido lisofosfatídico	1,6±),1	I,8=0,3

o aumento do teor de fosfolípidos ácidos - fosfatidilserina, fosfatidilinositol em resposta à ação do butifos é uma reação de defesa do organismo. Sabe-se que os fosfolípidos ácidos são funcionalmente muito importantes, embora estejam contidos em quantidades relativamente pequenas nas membranas mitocondriais (Bruni,

Toffano, 1982; Painetal..., 1983; Agranoff, 1983). O aumento acentuado do teor de fosfatidilserina e de fosfatidilinositol nas mitocôndrias de fígado de coelho após a ação do butifos parece ser importante porque estas fracções de fosfolípidos, especialmente a fosfatidilserina, são capazes de exercer uma influência significativa sobre as enzimas ligadas à membrana (Shvets et al., 1974; Rybalchenko et al., 1974),

Quadro 10

Teor percentual de fracções separadas de fosfolípidos
em mitocôndrias de fígado de coelho aos 30 dias de gravidez em
condições normais e sob a ação de butifos (M + m, n = 5-7).

Fosfolípidos	Controlo	Experiência
Fosfatidilcolina	34,0±1,5	37,3±1,4
Fosfatidiletanolamina	25,0±1,2	29,4±2,4
Cardiolipina	15,6±1,3	9,5+0,8
Fosfatidilserina	3,2±),2	4,4±),8
Fosfatidilinositol	I,2±0,1	I,8±0,1
Esfingomielina	4,7±0,5	3,4±),2
Ácido fosfatídico	I,4±0,1	1,8±0,2
Lisofosfatidilcolina	2,1+0,1	1,6=0,05
Lisofosfatidiletanolamina	10,0±0,8	8,3±),6
Lisocardiolipina	1,2±),02	0,6±0,02
Ácido lisofosfatídico	I,7±0,1	I,9±0,1

1977; Bruni, Toffano, 1982).

Sabe-se que a cardiolipina é de grande importância na organização das membranas mitocondriais e que, enquanto a fosfatidilcolina e a fosfatidiletanolamina são removidas com relativa facilidade das membranas mitocondriais, a cardiolipina, pelo contrário, está firmemente ligada a elas e não é removida sob a influência de solventes orgânicos, mesmo fortes (Awasthietal., 1971; Berezneyetal., 1970). Nas mitocôndrias, estes lípidos desempenham um papel importante como factores envolvidos na regulação da atividade das enzimas da cadeia respiratória e do transporte de iões. Em particular, foi demonstrado que a clivagem das cardiolipinas é acompanhada pela inibição da atividade da citocromo oxidase (Zahier e Fieisher, 1971). A redução das cardiolipinas pela ação do butifos é acompanhada por um aumento acentuado do componente menor dos lípidos mitocondriais - fosfatidilserinas e fosfatidilinositóis, o que indica um aumento da síntese destes compostos, possivelmente em resultado da reação de interconversão de fosfolípidos individuais caraterística das mitocôndrias (Vgesheg, Greenberg, 1961; Gibsonetal.,1961). Pode concluir-se que o butifos nas mitocôndrias do fígado materno inibe a biossíntese da cardiolipina.

Sabe-se que os derivados lisos dos fosfolípidos são produtos da degradação parcial dos fosfolípidos. Medindo as quantidades de derivados lisos, é possível avaliar, em certa medida, as taxas de degradação dos fosfolípidos. Como é sabido, os derivados lisos dos fosfolípidos desempenham um papel importante no funcionamento das membranas biológicas e são formados nestes organelos celulares como resultado da ativação de fosfolipases endógenas em determinadas condições funcionais. (Kargapolov, 1979; Parceetal, 1978; Gan-Elepano, Meal, 1978; chan, Higgins, 1978). Neste contexto, a fim de identificar as causas das alterações do teor de fosfolípidos, estudámos o teor de lisofórmulas de certos fosfolípidos das mitocôndrias de fígado de coelho sob a ação do butifos. Os resultados obtidos indicam que, sob a influência deste pesticida, todos os lisofosfolípidos, com exceção do ácido   lisofosfatídico, são decompostos .

Os lisofosfolípidos, aparentemente, são um mecanismo de proteção, pois sabe-se que a sua quantidade excessiva contribui para a rutura da estrutura das membranas biológicas (Hunteretal., 1974). No entanto, também foi demonstrado que os lisofosfolípidos, e especialmente a lisocardiolipina, que é um transportador de iões de potássio (Evtodienko et al., 1977), desempenham um papel importante no transporte de iões através da membrana mitocondrial. Por conseguinte, a presença nas mitocôndrias de fosfolipases endógenas e

As lisofosfolipases, aparentemente, regulam a fosforilação oxidativa e a permeabilidade das membranas mitocondriais, mantendo o nível necessário de lisocardiolipinas   ,

lisofosfatidiletanolaminas e lisofosfatidilcolinas e suas formas diacil na membrana mitocondrial.

Sob a ação do butifos, um aumento paralelo do teor de ácido fosfatídico, bem como da sua forma lisada, indica aparentemente uma estimulação tanto da biossíntese como da decomposição do ácido fosfatídico. O rácio fosfatidilcolina/fosfatidiletanolamina, que desempenha um papel importante nas estruturas membranares, não é significativamente alterado. No entanto, foram encontradas alterações no rácio das formas diacil dos fosfolípidos e dos seus derivados lisos. Como resultado da ação do butifos nas mitocôndrias do fígado materno, a relação fosfatidilcolina/lisofosfatidilcolina aumenta 1,22 e 1,37 vezes, e a relação fosfatidil etanolamina/lisofosfatidiletanolamina aumenta 1,27 e 1,42 vezes, respetivamente, nos dias 23 e 30 do desenvolvimento embrionário. Ao mesmo tempo, a razão cardiolipina/lisocardiolipina diminui 15% no 23º dia de desenvolvimento embrionário e, em contraste, aumenta 23% no 30º dia. Por conseguinte, o efeito do butifos é caracterizado por alterações na relação entre as formas liso- e diacil específicas de cada forma de fosfolípidos.

Analisando os resultados dos estudos sobre o efeito do butifos nos fosfolípidos das membranas das mitocôndrias do fígado dos embriões, é de notar que, aos 23 e 30 dias de desenvolvimento embrionário, há um aumento do teor de fosfatidilcolina em 9 e 15%, de fosfatidiletanolamina em 8 e 14%, de fosfatidilserina em 80 e 63% e de ácido fosfatídico em 15 e 31%, respetivamente, em relação ao controlo (Quadros II e 12). Em contraste com os valores acima mencionados

Quadro II.
Teor percentual das fracções individuais de fosfolípidos nas mitocôndrias do fígado de embriões com 23 dias de idade, em condições normais e em

45

Ação do butifos (M dm, n = 5-7).

Fosfolípidos	Controlo	Experiência
Fosfatidilcolina	38,1+1,3	41,5+1,8
Fosfatidiletanolamina	27,4+1,2	29,6+2,3
Cardiolipina	10,5+0,5	8,9+0,7
Fosfatidilserina	2,5+0,2	4,5+0,4
Fosfatidilinositol	1,5+0,1	1,2+0,07
Esfingomielina	4,0+0,3	3,0+0,3
Ácido fosfatídico	1,3+0,05	1,7+0,07
Lisofosfatidilcolina	3,0+0,4	2,7+0,1
Lisofosfatidiletanolamina	8,4+0,7	6,4+0,5
Lisocardiolipina	2,1+0,1	1,1+0,08
Ácido lisofosfatídico	I,4+0,1	0,6+0,01

O nível de cardiolipinas, fosfatidilinositóis e esfingomielinas diminuiu no 23º dia de desenvolvimento em 15 e 25%, e no 30º dia - em 30 e 51%, respetivamente, em relação ao nível de controlo. As alterações observadas no conteúdo de fosfolípidos devem ser consideradas como resultado de perturbações nos processos do seu metabolismo. Uma das possíveis razões para a acumulação de alguns fosfolípidos pode ser um aumento da síntese destes fosfolípidos ou a inibição da atividade das fosfolipases endógenas em resultado da ação do butifos. O aumento mais acentuado do teor de fosfatidilserina sob a ação do butifos indica uma estimulação da sua biossíntese ou a sua inibição

Tabela 12.

Teor percentual das fracções individuais de fosfolípidos nas mitocôndrias do fígado de embriões de 30 dias em embriões normais e em $_{Tl}$Ação do butifos (M ± , n= 5-7).

Fosfolípidos	Controlo	Experiência
Fosfatidilcolina	37,2±1,5	42,8±2,6
Fosfatidiletanolamina	26,3±1,3	30,0±2,1
Cardiolipina	11,2±),8	7,8±0,9
Fosfatidilserina	3,0±0,2	4,9±),6
Fosfatidilinositol	I,7±0,1	1,1±0,09
Esfingomielina	4,1±0,4	2,0±0,1
Ácido fosfatídico	1,3±),07	I,7±0,3
Lisofosfatidilcolina	3,3±),4	2,4±0,2
Lisofosfatidiletanolamina	8,3±),5	5,5±0,07
Lisocardiolipina	2,0±0,1	I,3±0,1
Ácido lisofosfatídico	1,6±3,01	0,50,01

a sua degradação. Ao mesmo tempo, a diminuição do conteúdo de outras fracções de fosfolípidos, como a cardiolipina, o fosfatidilinositol e a esfingomielina, parece estar associada a uma diminuição da sua síntese ou à ativação de fosfolipases específicas. A diminuição do teor de cardiolipina nas mitocôndrias do fígado materno e fetal pode ser devida a uma diminuição dos ácidos gordos insaturados. Esta hipótese é apoiada pelos dados de Rososetal. (1980), que verificou uma diminuição do nível de ácidos gordos insaturados quando expostos a pesticidas.

O estudo do teor de lisofosfolípidos fosfolípidos mostra que, nas condições experimentais, nas mitocôndrias de fígado de embrião, há uma diminuição do teor de todos os lisofosfolípidos por nós estudados. Isto indica a ativação da atividade da lisofosfo-lipase sob a influência do butifos ou o enfraquecimento da atividade da fosfolipase das membranas mitocondriais do fígado. A diminuição mais significativa é observada no caso da fração de lisocardiolipinas, ácido lisofosfatídico e lisofosfatidiletanolaminas, cujo conteúdo diminui em relação ao nível de controlo em 47,6 e 35,0%, 57,2 e 68,8%, 23,8 e 33,8%, respetivamente, aos 23 e 30 dias de desenvolvimento embrionário. Ao mesmo tempo, a relação fosfatidilcolina/fosfatidiletanolamina nas mitocôndrias do fígado dos embriões e dos animais experimentais não difere do controlo. Ao mesmo tempo, foram detectadas alterações na relação entre as formas diacil dos fosfolípidos e os seus derivados lisos. Como resultado da ação do butifos, a razão fosfatidilcolina/lisofosfatidilcolina aumenta em relação ao controlo em 1,2 e 1,6 vezes, a fosfatidiletanolamina/lisofosfatidiletanolamina em 1,4 e 1,7 vezes, e o ácido fosfatídico/ácido lisofosfatídico em 2,7 e 4,2 vezes, respetivamente, aos 23 e 30 dias de desenvolvimento embrionário. O rácio cardiolipina/lisocardiolipina aumenta 1,6 vezes apenas no dia 23 do desenvolvimento embrionário e, no dia 30, este índice não difere do controlo. Por conseguinte, o efeito do butifos na composição lipídica das membranas mitocondriais do fígado do embrião, tal como no caso das mitocôndrias do fígado materno, é caracterizado por alterações na relação entre as formas liso- e diacil específicas de cada forma de fosfolípidos.

O estudo da composição fosfolipídica das mitocôndrias placentárias é altamente relevante tanto para a compreensão do mecanismo de permeabilidade ao pesticida como para o efeito do butifos no feto.

Os resultados do estudo mostraram que o butifos teve um efeito seletivo no conteúdo de certas fracções de fosfolípidos das mitocôndrias da placenta embrionária (quadros 13 e 14).

Tabela 13.

Teor percentual das fracções individuais de fosfolípidos nas mitocôndrias da placenta de coelho no 23° dia de gravidez em condições normais e sob a ação de butifos (M djm, n= 5-7).

Fosfolípidos	Controlo	Experiência
Fosfatidilcolina	41,4±3,2	37,4±2,7
Fosfatidiletanolamina	14,2±1,0	10,1±0,9
Cardiolipina	4,6±0,4	12,1±1,2
Fosfatidilserina	6,1±0,2	3,6±),3

Fosfatidilinositol	5,5±0,6	7,4±0,7
Esfingomielina	8,7±0,4	11,3±0,9
Ácido fosfatídico	2,0±0,3	I,3±0,1
Lisofosfotidilcolina	4,2±0,3	1,0±0,01
Lisofosfotidiletanolamina	9,8±1,0	13,4±0,8
Lisocardiolipina	I,2±0,1	
Ácido lisofosfatídico	2,3±0,1	I,7±0,1

Ao mesmo tempo, verifica-se uma diminuição do teor de fosfatidiletanolamina (29 e 28%), fosfatidilserina (41 e 53%) e ácido fosfatídico (35 e 33%), respetivamente, aos 23 e 30 dias de desenvolvimento embrionário. A diminuição da quantidade de fosfatidilcolina é de apenas 10-11%. A ação do butifos aumenta acentuadamente a cardiolipina (163 e 164%), o fosfatidilinositol (34,5 e 33,3%) e a esfingomielina (29,8 e 36,4%) nos dias 23 e 30 do desenvolvimento embrionário, respetivamente.

Tabela 14.

Teor percentual das fracções individuais de fosfolípidos nas mitocôndrias da placenta de coelho aos 30 dias de gravidez em

normal e sob a ação do butifos (M + m,n=5-7).

Fosfolípidos	! Controlo!	Experiência
Fosfatidilcolina	40,2+3,2	36,0+3,2
Fosfatidiletanolamina	15,1+1,1	9,4+0,9
Cardiolipina	5,0+0,4	13,2+0,8
Fosfatidilserina	5,7+0,2	2,7+0,2
Fosfatidilinositol	6,0+0,5	8,0+0,8
Esfingomielina	8,5+0,5	11,6+0,7
Ácido fosfatídico	I,8+0,3	I,2+0,1
Lys ophosphatidylcholine	4,0+0,4	0,9+0,01
Lisofosfatidiletanolamina	10,0+1,0	14,3+0,8
Lisocardiolipina	I,2+0,1	0,9+0,01
Ácido lisofosfatídico	2,5+0,1	I,8+0,3

A análise das alterações absolutas e relativas do teor de lisocompostos sob a ação do butifos explica, em certa medida, as alterações observadas no teor de fosfolípidos. Como mostram os nossos estudos, nas mitocôndrias da placenta de animais experimentais, o teor de lisofosfatidilcolina diminui drasticamente (em *76%)* e há uma tendência para aumentar o teor de fosfatidilcolina. Observa-se um quadro semelhante no caso da cardiolipina e da lisocardiolipina. '

Uma diminuição acentuada do conteúdo de lisofosfatidilcolina e de lisocardiolipina parece estar associada à ativação de lisofosfolipases endógenas. O aumento do conteúdo de cardiolipina nas mitocôndrias placentárias parece estar associado a um aumento no processo de síntese lipídica. Kurysheva et al. (1974) demonstraram que a placenta sintetiza lípidos de forma independente. $_2$Em contraste com a lisofosfatidilcolina e a lisocardiolipina, o conteúdo de lisofosfatidiletanolamina aumentou nas mitocôndrias da placenta (em 36,7 e 43,0%) com uma diminuição simultânea da fosfatidiletanolamina, o que sugere a ativação da fosfolipase A. É interessante notar que, sob a ação do butirofos, tanto o ácido fosfatídico como o ácido lisofosfatídico são degradados aproximadamente à mesma taxa. Aparentemente, neste caso, há uma inibição da biossíntese do ácido fosfatídico.

O rácio de fosfatidilcolina/fosfatidiletanolamina, em contraste com o índice semelhante das mitocôndrias do fígado fetal e materno, nas mitocôndrias da placenta aumenta 1,26 e 1,44 vezes, respetivamente, no 23º e 30º dias de desenvolvimento embrionário (Fig. 7, 8). Estas alterações indicam perturbações profundas na membrana mitocondrial da placenta dos animais experimentais, uma vez que este rácio desempenha um papel importante para o funcionamento das estruturas da membrana. Encontrámos também alterações na relação entre as formas diacil dos fosfolípidos e as suas lisofórmulas. Como resultado da ação do butifos nas mitocôndrias da placenta, o rácio fosfatidilcolina/lisofosfatidilcolina aumenta 3,76 e 3,98 vezes, cardiolipina-lisocardiolipina - 3,16 e 3,53 vezes, e o rácio fosfatidiletanolamina/lisofosfatidiletanolamina diminui aproximadamente 2 vezes, respetivamente nos dias 23 e 30 do desenvolvimento embrionário (Fig.7,8). Por conseguinte, o efeito do butifos é caracterizado por alterações na relação entre as formas liso- e diacil específicas de cada forma de fosfolípido. Resumindo os resultados obtidos, podemos concluir que, como resultado da ação do butifos nas mitocôndrias do fígado da placenta, a relação entre as formas diacil e lis dos fosfolípidos é perturbada, o que, por sua vez, conduz aparentemente a uma perturbação das funções mitocondriais e do metabolismo entre a mãe e as mitocôndrias e do metabolismo entre a mãe e o feto.

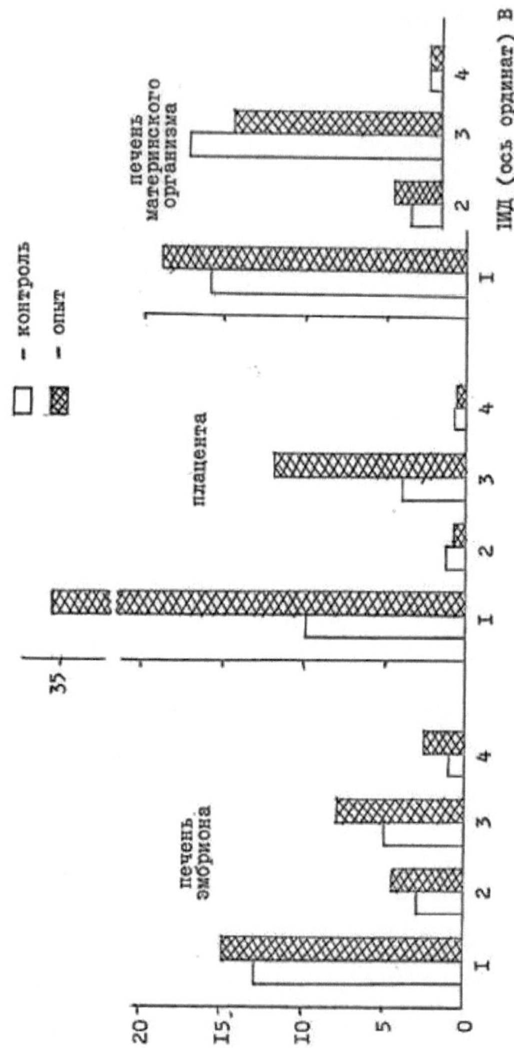

Figura 7. Influência do BUTIFOS na Relação Fosfolípidos/Lisofosfatos-Fo-Lípidos (eixo das ordenadas) na MITOCONDRIÇÃO Embrionária, Placenta e Rim de Coelho aos 23 dias de gestação.
(I - relação FH/lFH, 2 - PE/lFE, 3 - CL/lCL, 4- - FC/lFC)

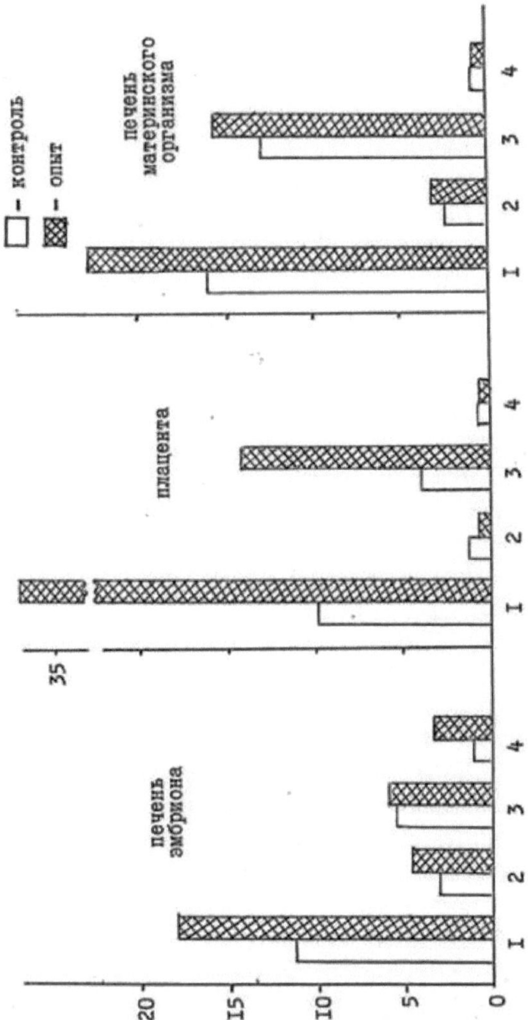

Figura 8. Influência do BUTIFOS na relação F0SF0LIPID/Li30F0SF0LIPID (eixo das ordenadas) nas mitocôndrias de EMBRION, PLACENTA e fígados de coelho aos 30 dias de gestação. (Ambos os valores são apresentados na Fig. 7)

51

Assim, observa-se uma diminuição do teor de lisofosfatidilcolinas e lisocardiolipinas nas mitocôndrias dos órgãos dos animais por nós estudados sob a ação do butifos. Ao mesmo tempo, o conteúdo de outras fracções de fosfolípidos altera-se de forma diferente em resposta à ação do butifos. Por exemplo, os níveis de fosfatidilinositol aumentam nas mitocôndrias do fígado materno e placentário e diminuem nas mitocôndrias do fígado fetal. O teor de ácido lisofosfatídico aumenta apenas nas mitocôndrias do fígado da mãe, enquanto noutros casos, pelo contrário, diminui.

É de notar que, sob a influência do butifos, as outras fracções de fosfolípidos se alteram quantitativamente na mesma direção nas mitocôndrias do fígado fetal e materno, em comparação com as mitocôndrias placentárias. Assim, enquanto o conteúdo de fosfatidilcolina, fosfatidiletanolamina, fosfatidilserina e ácido fosfatídico nas mitocôndrias do fígado materno e fetal aumenta, o nível de todos estes fosfolípidos nas mitocôndrias placentárias diminui. Ao mesmo tempo, o conteúdo de cardiolipinas, esfingomielinas e lisofosfatidiletanolaminas altera-se de forma oposta. É de notar que as alterações mais profundas na composição dos fosfolípidos ocorrem na membrana mitocondrial das mitocôndrias do fígado materno e fetal em fases mais avançadas do desenvolvimento.

Nas mitocôndrias da placenta de coelhos, o desvio do conteúdo de alguns fosfolípidos do nível normal induzido pelo butifos não depende dos termos do desenvolvimento do embrião. Em geral, as alterações do teor de fosfolípidos nas mitocôndrias dos órgãos animais estudados sob a ação do butifos são obviamente causadas por perturbações na síntese de fosfolípidos nas membranas celulares e nos mecanismos de transporte do retículo endoplasmático para outras formações membranares da célula (Dyatlovitskaya et al., 1976; Bereziat, 1980), bem como por alterações correspondentes na atividade das fosfolipases e lisofosfolipases endógenas das mitocôndrias.

3.10. O efeito do butifos na composição proteica das mitocôndrias do fígado de embriões, placenta e fígado de coelhas grávidas.

[50]Dos resultados da separação electroforética das proteínas mitocondriais resulta que, após a administração de butifos numa dose de 1/20 LD, as fracções semelhantes a lipeptídeos das mitocôndrias hepáticas de embriões de 23 e 30 dias no controlo e na experiência apresentam aproximadamente o mesmo quadro electroforético e densitométrico (Fig. 9, 10). O electroforgrama das proteínas das mitocôndrias da placenta de coelhos com 30 dias de gestação difere do electroforgrama das proteínas das mitocôndrias da placenta com 23 dias por uma alteração acentuada em algumas fracções proteicas que surgem sob a influência do butifos (Fig. II, 12). Estas alterações são caracterizadas por uma diminuição das fracções I-Sh e um aumento da fração 1U. No electroforgrama das proteínas das mitocôndrias do fígado materno, não encontrámos alterações significativas (dados não apresentados).

Assim, o butifos induz uma alteração nas fracções proteicas mitocondriais das mitocôndrias placentárias da placenta fetal. Esta alteração está provavelmente relacionada com o aumento da necessidade do papel da placenta na realização da sua função de barreira. De facto, no período de desenvolvimento fetal, os principais órgãos do feto começam a funcionar e a função protetora da placenta aumenta.

Figura 9. DENSITOGRAMA DAS PROTEÍNAS MITOCONDRIAIS FÍGADOS DE EMBRIÕES COM 23 DIAS DE IDADE POR ELECTROFORESE EM DISCO EM PAATE A 11% NA PRESENÇA DE *1% DE* DODECIL SULFATO DE SÓDIO E *1% DE* -MERCAPTOETANOL.

A - controlo, B - experimental (quando o butifos foi administrado a uma dose de 1/20 da DL50).

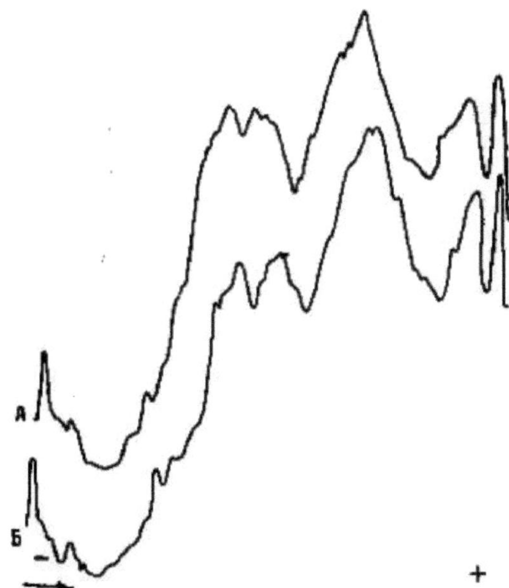

Figura 10. DENSITOGRAMA DAS PROTEÍNAS MITOCONDRIAIS DO FÍGADO DE EMBRIÕES COM 30 DIAS DE IDADE POR ELECTROFORESE EM DISCO EM PAATE A 11% NA PRESENÇA DE *1% DE* DODECIL SULFATO DE SÓDIO E 1% DE -MERCAPTOETANOL.

A - controlo, B - experimental (quando o butifos foi administrado a uma dose de 1/20 da DL50).

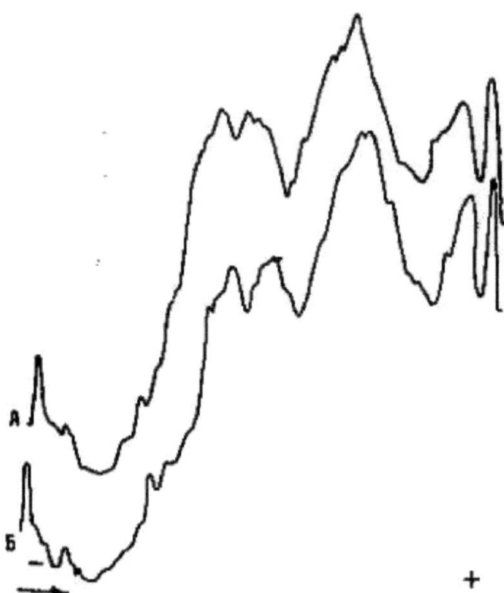

Fig. II. DENSITOGRAMA DE PROTEÍNAS DA MITOCÔNDRIA DA PLACENTA DE COELHO NO 23° DIA DE GESTAÇÃO. ELECTROFORESE EM DISCO EM PAAG A 11% NA PRESENÇA DE 1% DE DODECIL SULFATO DE SÓDIO E 1% DE MERCAPTOETANOL.
A - controlo, B - experimental (quando o butifos foi administrado a uma dose de 1/20 da DL50).

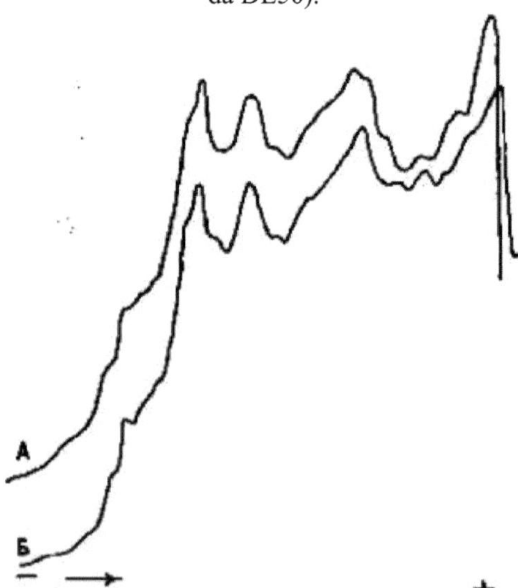

Figura 12. DENSITOGRAMA DE PROTEÍNAS DA MITOCÔNDRIA DA PLACENTA DE COELHO AOS 30 DIAS DE GESTAÇÃO. ELECTROFORESE EM

DISCO EM PAAG A 11% NA PRESENÇA DE 1% DE DODECIL SULFATO DE SÓDIO E 1% DE -MERCAPT03TAN0L.
A - controlo, B - experimental (quando o butifos foi administrado a uma dose de 1/20 da DL50).

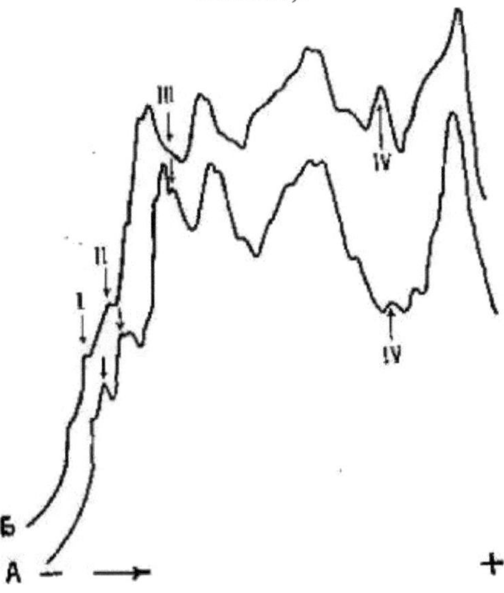

CONCLUSÃO

O estudo das anomalias do desenvolvimento fetal sob a influência de vários factores patogénicos, incluindo os pesticidas, está associado à solução dos seguintes problemas: estudar o estado do organismo materno, analisar a possibilidade de transferência transplacentária do fator prejudicial para o organismo embrionário e, finalmente, estudar o desenvolvimento e o estado do embrião. Para avaliar o efeito do butifos no complexo mãe-placenta-feto, utilizámos as mitocôndrias como sistema de teste. Sabe-se que estes organelos intracelulares são a parte mais sensível da célula e que as suas reacções e o seu estado determinam as reacções e o estado de toda a célula (Skulachev, 1962; Kondrashova, 1968). É também bem conhecido que os fosfolípidos são um constituinte essencial das membranas biológicas. Desempenham um papel estrutural e funcional importante na manutenção da constância das características físico-químicas do citosol e de outros compartimentos, na regulação das funções das formações membranares e na atividade das enzimas ligadas à membrana. Nesta base, investigámos as alterações na composição fosfolipídica das membranas mitocondriais do fígado e placenta maternos e das mitocôndrias do fígado fetal em condições normais e sob a influência do butifos.

Para comparar a direccionalidade das alterações em alguns parâmetros que caracterizam a atividade funcional ou o papel estrutural nas membranas mitocondriais, estes são apresentados no quadro 15, onde as alterações na experiência (butifos) versus controlo são estimadas em termos semi-quantitativos. De facto, a inoculação de animais com butifos leva a certas alterações nas funções, na atividade de enzimas ligadas à membrana e no espetro de fosfolípidos nas mitocôndrias dos órgãos animais estudados (Quadro 15). Por exemplo, nas mitocôndrias do fígado do organismo materno há uma diminuição da atividade das enzimas ligadas à membrana e do espetro de fosfolípidos nas mitocôndrias dos órgãos animais estudados (Quadro 15).

Tabela 15.

Tabela de resumo das alterações de vários parâmetros estudados induzidas nas mitocôndrias do fígado embrionário e materno e nas mitocôndrias da placenta sob a influência da administração de butifos.

(As alterações são dadas em relação ao controlo. + - aumento do valor parâmetro; 2 - diminuição; o - sem alteração)

Parâmetro mitocondrial em estudo	23 dias			30 dias		
	Ebrio fígado	Placenta	Fígado mães	Ebrio fígado	Ebrio fígado	Fígado mães
1	2	3	4	5	6	7
1. fosforilação oxidativa (substrato succinato)						
V4*	0	++	-	-	-	0
V4	+	++	-	0	-	0

1	2	3	4	5	6	7
V3	++	-	0	-	-	-
V3p	+++	+	0	-	-	0
DK	+	-	+	-	+++	-
ADP/O	+	-	+	-	0	+
Substrato - glutamato						
V4 *	0		-	-		-
V4	-		-	-		-
V3	+		+	-		-
Vip	+		-	-		-
DK	++		+	-	0	
ADP/O	+		+	0		+
2. Succinato oxidase	++	-	-	++	-	-
3. Citocromo c-ox-idase	+	-	-	++	-	-
1	2	3	4	5	6	7
4.NAD.H- oxidase geral.	+	-	-	+	-	-
O mesmo + citocromo c	++	-	-	+	-	-
Insensível à rotenona	++	-	-	++	-	-
Sensível ao rothenon	-	-	-	-	-	-
5. Composição dos fosfolípidos						
Fosfotidilcol n	+	+	+	+	+	+
Fosfodiletanol amina	+	-	+	+	-	+
Cardiolipina	+	+++	-	++	+++	-
Fosfotidilserina	+++	-	++	+++	-	++
Fosfotidilinositol	-	++	0	-	++	+++
Esfingomielina	++	++	-	+++	++	-
Ácido fosfotídico	+	-	+	++	-	++
Lisofosfotidilqu OLIN	-	-	-	-	-	-
Lisofosfatidileno tanolamina	-	++	-	-	+++	-
Lisocardiolipina	-	-	-	-	-	-
Ácido lisofosfatídico	-	-	+	-	-	+
FH/LFH	+	+++	+	+++	+++	+++
PE/IFE	++	-	++	+++	-	+++
KL/LKL	+++	+++	-	0	+++	++
FC/LFC	+++	-	0	+++	0	+
Composição proteica	0	0	0	0	-	0

cardiolipina, esfingomielina, lisofosfatidilcolina, lisofosfatidiletanolamina e lisocardiolipina, com um aumento simultâneo do teor de fosfatidilcolina, fosfatidiletanolamina, fosfatidilinositol, fosfatidilserina, ácido fosfatídico e da sua lisossociação.

O butifos nas mitocôndrias da placenta leva a uma diminuição do conteúdo de fosfatidiletanolamina, fosfatidilserina, fosfatidilcolina e seus lisocompostos, lisocardiolipina, ácido fosfatídico e seus lisocompostos, e a um aumento de cardiolipina, fosfatidilinositol, esfingomielina e lisofosfatidiletanolamina. Ao mesmo tempo, nas mitocôndrias do fígado embrionário sob a influência do butifos, verifica-se uma diminuição do nível de cardiolipina, fosfatidilinositol, esfingomielina e todas as fracções de lisofosfolípidos. Ao mesmo tempo, observou-se um aumento do teor de fosfatidilcolina , fosfatidiletanolamina, fosfatidilserina e ácido fosfatídico. É de notar que as alterações induzidas pelos butifos no conteúdo de fosfolípidos e respectivos lisocompostos nas mitocôndrias do fígado, placenta materna e fígado fetal aumentam mais significativamente aos 30 dias de desenvolvimento embrionário.

Os resultados do estudo da respiração, da fosforilação oxidativa e da atividade dos sistemas polienzimáticos das membranas mitocondriais dos órgãos estudados durante este período de gravidez também diferem de forma mais significativa entre a experiência e o controlo. ₄₄Por exemplo, no início do desenvolvimento embrionário (23 dias), o efeito do butifos caracteriza-se por uma diminuição da taxa de oxidação do succinato nas mitocôndrias do fígado materno em V *HV , sem alterações significativas da taxa de fosforilação e da oxidação estimulada pelo DNF. ₄₄Pelo contrário, a taxa de oxidação do glutamato no estado V *H V não se altera, enquanto a taxa de fosforilação e a oxidação estimulada pelo DNF aumentam em certa medida.

No entanto, a conjugação de preparações mitocondriais (ver DC e ADP/0) neste período sob a influência de butifos é aumentada em meios com ambos os substratos de oxidação. Aos 30 dias de desenvolvimento embrionário, apenas a taxa de oxidação do succinato dependente da fosforilação é reduzida sem alterações significativas noutros estados metabólicos mitocondriais. No entanto, a taxa de oxidação do glutamato diminui e o rácio ADP/0 aumenta até certo ponto em meios com ambos os substratos de oxidação. As mitocôndrias isoladas da placenta de coelhos experimentais caracterizaram-se por uma respiração acelerada no início do desenvolvimento embrionário (23 dias) e pela supressão da função respiratória mitocondrial aos 30 dias de desenvolvimento. Enquanto no primeiro caso (23 dias) a eficiência da fosforilação oxidativa (ADP/0,DA) diminuiu, no segundo caso, pelo contrário, aumentou até certo ponto. Outros padrões são revelados no caso das mitocôndrias do fígado embrionário. No 23º dia de desenvolvimento do eebrio nas mitocôndrias do fígado fetal, observa-se uma aceleração da respiração e da eficiência da fosforilação oxidativa, enquanto no 30º dia, pelo contrário, a taxa de transferência de electrões e a atividade do sistema de conversão de energia são suprimidas.

₅₀No modelo que utilizámos, estudámos as consequências bioquímicas relativamente distantes (período de 10 dias) do tratamento de animais com doses ligeiras (1/20 LD) de butifos. É evidente que, nestas condições, podem ser excluídos os efeitos directos do pesticida estudado nas funções mitocondriais e que os parâmetros medidos do seu estado funcional reflectem obviamente alterações do número de transportadores respiratórios e (ou) da atividade dos sistemas de transporte de substratos respiratórios e de fosforilação através da membrana interna das mitocôndrias. A modificação do microambiente lipídico das enzimas ligadas à membrana pode desempenhar um papel funcional importante nestas condições. Em geral, as alterações nos parâmetros da fosforilação oxidativa das mitocôndrias da placenta, do fígado materno e do embrião induzidas por doses baixas de butifos têm, aparentemente, um carácter compensatório e específico do tecido. As alterações na atividade do processo de fosforilação oxidativa são mais intensas no 30.º dia nas mitocôndrias do fígado dos embriões e da placenta, em comparação com as mitocôndrias do fígado da mãe. Isto indica o efeito embriotrópico de baixas doses de butifos, que sem dúvida tem uma natureza complexa, incluindo a modificação das funções mitocondriais.

As alterações da taxa de respiração das mitocôndrias intactas podem ser causadas não só por alterações do número de transportadores respiratórios na cadeia de transporte de electrões ou pelo bloqueio seletivo destes últimos, mas também pela influência do microambiente dos componentes da cadeia respiratória e da atividade dos sistemas de transporte de substratos através da membrana mitocondrial interna. É por isso que estudámos a atividade dos sistemas de oxidase em condições que excluem o limite na fase de transporte de substratos.

O estudo do estado dos sistemas de oxidase das membranas das mitocôndrias dos órgãos estudados mostra que o butifos hpuhuo leva a uma diminuição da atividade dos sistemas succinatoxidase e citocromo c-oxidase da cadeia respiratória das mitocôndrias da placenta e do fígado do organismo materno, mas aumenta a sua atividade nas mitocôndrias do fígado dos embriões. Ao analisar a relação entre as taxas de oxidação de NAD.H pelas vias de oxidação interna e externa, verifica-se que a atividade de ambos os sistemas das mitocôndrias do fígado e da placenta do organismo materno diminui sob a influência do butifos. A atividade do sistema NAD.H-oxidase sensível à rotenona diminui de forma especialmente acentuada. Nas mitocôndrias do fígado do embrião, a atividade de ambos os sistemas aumenta e a atividade da via de oxidação do NAD.H insensível à rotenona é especialmente acentuada.

Os dados que caracterizam o nível de atividade dos sistemas de polioenzimas, juntamente com a caraterização dos parâmetros de fosforilação oxidativa das mitocôndrias, atestam o efeito embriotrópico e específico dos tecidos de doses baixas de butifos. Com efeito, em ambos os casos, as alterações mais visíveis sob a influência do pesticida foram observadas nos parâmetros relacionados com as mitocôndrias do fígado dos embriões - aos 30 dias de desenvolvimento, verificou-se uma dissociação da fosforilação oxidativa e uma certa inibição da respiração, apesar do aumento acima descrito da atividade dos sistemas de oxidase.

O estudo do efeito do citocromo c exógeno na taxa de oxidação de NAD.H em condições normais e durante a administração de butifos a animais mostrou que o pesticida leva a um aumento da atividade da NAD.H-oxidase insensível à rotenona e a uma diminuição da atividade do sistema NAD.H-oxidase sensível à rotenona da cadeia respiratória mitocondrial. Os valores absolutos da atividade da NAD.H-oxidase, tanto na presença como na ausência de citocromo c exógeno, são mais elevados nas mitocôndrias do fígado embrionário, e a administração materna de baixas doses de butifos induz um aumento adicional da atividade da oxidase nos seus ramos sensíveis à rotenona (via interna) e insensíveis à rotenona (via externa). No caso das mitocôndrias do fígado materno e das mitocôndrias da placenta, essa indução está ausente.

Nas condições utilizadas para determinar a atividade dos sistemas polienzimáticos, é detectada a taxa máxima de transferência de electrões ao longo da cadeia respiratória ou dos seus segmentos, e a taxa de respiração de mitocôndrias isoladas intactas pode ser apenas uma parte da atividade da oxidase. No entanto, a informação sobre a atividade potencial do sistema respiratório é importante para avaliar o papel diversificado das mitocôndrias em condições fisiológicas, que consiste em fornecer "material de construção" para o metabolismo plástico, especialmente nos tecidos e órgãos em desenvolvimento, na redução do calor, na desintoxicação, etc. (Skulachev, 1969). Neste contexto, o aumento observado na atividade dos sistemas de oxidase nas mitocôndrias do fígado do embrião parece ser natural, indicando a intensificação, sob a influência do butifos, de uma série de processos metabólicos no fígado do embrião, que são registados pela taxa de transferência de electrões ao longo da cadeia respiratória.

Assim, o butifos induz alterações no conteúdo das fracções principais e secundárias dos fosfolípidos na membrana mitocondrial dos órgãos animais estudados. Em resultado destas e, aparentemente, de outras alterações, a respiração, a fosforilação oxidativa e a atividade dos sistemas de polienzimas das membranas mitocondriais são perturbadas. A acessibilidade do citocromo c exógeno às regiões correspondentes da membrana interna das mitocôndrias dos órgãos animais estudados também é modificada. As alterações estruturais e funcionais mais profundas sob a influência do butifos são observadas em períodos tardios do desenvolvimento embrionário.

conclusões

1   $_{50}$Quando o butifos foi administrado a coelhas numa dose de 1/20 LD no dia 23 da gestação, observou-se uma diminuição da taxa de oxidação do succinato (em 20%) pelas mitocôndrias do fígado materno, enquanto a taxa de respiração estimulada por ADP e DNF não diferiu do controlo.

2   Como resultado da administração de butifos, a taxa de oxidação de succinato aumentou em todos os estados metabólicos, mais significativamente no estado (mitocôndria da placenta) e (mitocôndria do fígado do embrião). Em meios com glutamato sob a influência de butifos, foram observadas alterações semelhantes.

3   $_3$A administração de butifos induz, no 30º dia de gravidez, uma inibição geral da respiração mitocondrial, especialmente expressa no estado metabólico V (mitocôndrias do fígado materno e fetal) e V4 (mitocôndrias da placenta e do fígado fetal).

4   Sob a influência do butifos, foram observadas alterações na atividade dos sistemas de oxidase e uma perturbação do acesso do citocromo c exógeno às partes correspondentes das membranas mitocondriais. A atividade da NAD.H-oxidase, da succinatoxidase e da citocromo c-oxidase nas mitocôndrias do fígado fetal aumenta em todos os períodos, enquanto nas mitocôndrias da placenta e do corpo materno, pelo contrário, diminui acentuadamente.

5   Sob a influência do butifos, a atividade do sistema NAD.H-oxidase insensível à rotenona das mitocôndrias do fígado do embrião aumenta principalmente e, pelo contrário, a atividade do sistema NAD.H-oxidase sensível à rotenona das mitocôndrias da placenta e do fígado materno é inibida.

6   A administração de butifos induz alterações no conteúdo de alguns componentes principais e secundários das fracções de fosfolípidos das mitocôndrias no fígado dos embriões, no organismo materno e na placenta, que são mais pronunciadas aos 30 dias de desenvolvimento embrionário e se correlacionam com os parâmetros do estado funcional das mitocôndrias. O rácio das fracções proteicas das mitocôndrias, de acordo com os dados da eletroforese de disco analítica em PAGE, praticamente não se altera em todas as preparações estudadas, exceto nas mitocôndrias da placenta de embriões de 30 dias.

LISTA DE REFERÊNCIAS

1. Agzamov X., Almatov K.T., Gulyamov T.D., Rakhimov M.M. Atividade e estabilidade dos sistemas polienzimáticos das membranas mitocondriais do fígado na colite ulcerosa alérgica crónica. - Voprosy med.chemii, 1981, vol. 27, vol. 5, p. 658-662.

2. Agzamov X., Almatov K.T., Rakhimov M.M., Turakulov Y.H., Functioning of liver mitochondria in alloxan diabetes. - Voprosy med.chemii, 1983, vol. 29, vol. I, p. 61-66.

3. Agureev A.P., Altukhov N.D., Mokhova E.N., Savelyev I.A. Ativação da oxidação externa de NAD.H em mitocôndrias a pH decrescente. - Biochemistry, 1981, vol. 46, vol. II, pp. 1945-1956.

4. Akberov R.S. Fosforilação oxidativa das mitocôndrias da placenta de coelho em caso de envenenamento por clorofos e fosfacol. - No livro: "Republican n.-technical conf. on problems of veterinary medicine. Tez.dokl., Kazan, 1978, p. 22-23.

5. Almatov K.T., Agzamov X., Rakhimov M.M., Turakulov Y.H. Avaliação quantitativa de danos ocultos nas membranas mitocondriais. - Uzbek Biol. Zhurnal, 1981, n.º 2, pp. 3-7.

6. Almatov K.T. Gulyamov T.D. Estado funcional das mitocôndrias do pâncreas na introdução de clorofos e hekeachloro-cyclohexane. - No livro: "Theses of Dokl. 3 conf. of biochemists of Central Asia and Kazakhstan. Dushanbe: Donish, 1981, p. 198.

7. Almatov K.T., Agzamov X., Rakhimov M.M. Oxidative phosphorylation in mitochondria of digestive organs in chronic allergic colitis. - Voprosy med.chemii, 1982, vol.28,
. vol. I, pp. 44-49.

8. Andrashko V.V., Levanyuk V.F., Kamoso M.A., Hryzhak
I.P. Effect of chlorophos on energy metabolism in placenta and organs of intrauterine foetus. - Pharmacol. and Toxicol. 1975, Vol. 38, No. 2,
c.208-209.

9. Anina I.A. A possibilidade de utilizar os indicadores do metabolismo dos ácidos nucleicos para prever os efeitos remotos de alguns pesticidas. - Higiene do trabalho e doenças profissionais, M.: Medicina, 1975, No.1, pp.51-53.

10. Archakov A.I. Organização molecular e função das cadeias de transferência de electrões das membranas do retículo endoplasmático do fígado. - Uspekhi sovrem, Biol., 1971, vol. 71, vol. 2, p.163-183.

11. Akhmadjanov K. Correlação de alguns indicadores do sangue periférico sob a influência de compostos organofosforados de baixa intensidade em experiências. - No livro: "Atual issues of pesticide application in different climatic-geographical zones. Yerevan: Hayastan, 1976, p.129-131.

12. Akhmerova A. A. Alterações histológicas nos órgãos de animais experimentais sob a influência de alguns pesticidas. - In collection: Materials of the republican scientific-practical conf. on hygiene problems in conditions of Uzbekistan. Tashkent, 1970, p.287-290.

13. Akhmerova A.A., Babadjanova M.S., Melnikova E.V. Histological changes in the organs of experimental animals under the influence of some chemicals. - In Collected Works: Problems of Hygiene and Health Care Organisation in Uzbekistan. Tashkent, 1976, número 3, p.151-153.

14. Badaeva L.N., Kisileva N.I., Pismennaya M.B. Morfologia Neurotoxicidade de alguns pesticidas organoclorados e organofosforados no sistema mãe-feto. No livro: Higiene de aplicação, toxicologia Pesticidas e clínica de envenenamento. M.: Medicina, 1981, № 12, p.106109.

15. Barilyak I.R., Kalinovskaya L.P. Ultra-estrutura do hepatócito embrionário sob a ação da cloridina em condições de bloqueio da síntese

16. RNA. - Cytology and Genetics, 1977, vol. I, no. 3, pp. 213-217.

16. Barilyak J.R., Kalinovskaya L.P. Histochemical and ultrastructural characteristics of embryonic hepatocyte under the action of chloridine (pyrimethamine). - Cytology and Genetics, 1979, vol. XSH, n.º 2, pp. 83-92.

17. Bergelson L.D. - Membranas biológicas. Factos e hipóteses. - M.: Nauka, 1975, - 184 pp.

18. Besschetnikov I.I., Chorayan O.G. Dinâmica das características de informação da composição química dos órgãos em desenvolvimento de embriões de galinha. - Arquivos de Anatomia, Histologia e Embriologia, 1981, vol. II, No. I, pp. 89-92.

19. Birchmeier W. Estrutura do citocromo c-oxidase da noz pecã levedura. - Genética molecular das mitocôndrias. L.: Nauka, 1977, c. 133-138.

20. Borovyagin V. L. Sobre a interpretação de dados de métodos de microscopia eletrónica no estudo da organização estrutural de modelos e membranas biológicas. - Em Vn.: Biofísica (Resultados da Ciência e Tecnologia), vol. 4 (métodos de estudo da estrutura das membranas biológicas). Moscovo: VINITI, 1974, pp. 226-287.

21. Weber R. Electron-microscopic study of embryonic differentiation (Estudo microscópico eletrónico da diferenciação embrionária). - In: Ultrastructure and Function of the Cell. M.: Mir, 1965, pp. 225-233.

22. Verzhbinskaya N.A.Fosforilação oxidativa no cérebro de vertebrados em diferentes fases da ontogénese. In: U International Biochem. congress. Symp. 5: Respiração intracelular: Reacções de oxidação fosforilantes e não fosforilantes. M.: Nauka, 1961, pp. 14-20.

23. Vinogradov A.D. Succinato desidrogenase: estrutura e funções. Tese do autor, M., 1982, - 32 p.

24. Voronina V.M. Dados experimentais sobre o efeito embrmotóxico do ftalofos. - In: Higiene de aplicação, toxicologia de pesticidas e clínica de envenenamento. Kiev: VNshGmNTOKS, 1971, p. 254-257.

25. Gavrikova E.V., Goloveshkina V.G., Vinogradov A.D. New catalytic centre of succinate dehydrogenase. - No livro: Mitochondria. Energy Accumulation and Regulation of Enzymatic Processes. Moscovo: Nauka, 1977, p.123-129.

26. Hofmekler V.A., Khuriev B.B., Danilov V.D. Efeito de pequenas concentrações de metilmercaptofos na fecundidade de ratos brancos fêmeas.
In Collection: Mater, scientific-practicâl conf. of the Resp. society of pathologists of Uzbekistan. Tashkent: Medicina, 1969, p.53-55.
27. Gofmekler V.A., Khuriev B.B., Danilov V.D. Abnormalities of embryo development during inhalation exposure of pregnant white rats to methylmercaptophos. Ibid, pp.56-58.
28. Gofmekler V.A., Tabakova S.A. Effect of chlorophos on rat embryogenesis. - Pharmacol. and Toxicol., M., 1970, Vol. 33, No. 6, p.735737.
29. Gofmekler V.A., Khuriev B.B. Estudo experimental da ação embrionária do metilmercaptofos na ingestão por inalação no organismo. - Higiene e Saneamento, 1971, No.1, p.27-32.
30. Gofmekler V. A. Efeito embriotrópico dos poluentes químicos do ar atmosférico. - Higiene e Saneamento, 1974, n.º 9,
c. 7-10.
31. Green D.E., Fleischer S. Organização molecular dos sistemas de transformação biológica. - In: Horizontes da Bioquímica. M.: Mir, 1964, pp.293-325.
31. Green D.E., Goldberger R. - Aspectos moleculares da vida. -
M.: Mir. 1968,c.
32. Gulyamov T.D., Almatov K.T. Effect of hexachlorocyclohexane and chlorophos on oxidative phosphorylation and activity of polyenzyme systems of pancreatic mitochondrial membranes.
- Manuscrito depositado no VINITI em 5 Out. 1981 № 4685.81 - Dei. ACADEMIA DE CIÊNCIAS MÉDICAS DA URSS. M.: VINITI, 1981, p.9.
1974, Jamalutdinov R. Influência de alguns pesticidas na composição proteica do soro sanguíneo dos animais. No livro: Problemas actuais da medicina moderna. Mater, nauk. conf. Tashkent: Medicina, parte 1, p. 1. 68-69.
33. Dzhurayeva M.M. Fosfolípidos de fosfolípidos nucleares e mitocondriais Membranas sob irradiação durante o desenvolvimento embrionário. - Cand. diss. Biol. of Sciences, Tashkent, 1983, - 107 pp.
34. Dolgo-Saburov V.B. Atividade de algumas enzimas e de isoenzimas teciduais e séricas em estados de convulsão.
Em livro: 2º VBS. Teses de relatórios seccionais. Tashkent: Fan, 1969, Secção 21, p.30.
35. Dolgo-Saburov V.B., Palkanova M.S. Ação do clorofos na membranas mitocondriais de fígado de rato branco. - Pharmacol. and Toxicol, 1982, No. 4, pp. 67-70.
36. Dyban A.P., Akimova I.M., Svetlova V.A. Efeito da 2,4-diamino-5-clorofenil-6-etilpirimidina no desenvolvimento embrionário de ratos.Dokl. ANSSR, 1965, Vol. 163, No. 6, pp. I5I4-I5I8.
37. Dyatlovitskaya E.V., Timofeeva N.G., Grkova N.P., Bereglson Л. D. Troca de fosfolípidos entre mitocôndrias e microssomas de hepatoma de rato 27.

- Biochemistry, 1976, vol. 41, número 7, pp. 1235-1240. e 40. Dyatlovitskaya E.V., Sinitsina E.V., Timofeeva N.G., Kuprina N.I., Ridinskaya T.D., Bergelson L.D. Immunological detection of sphingomyelin transfer protein in tumours and embryonic liver of rats. - Biochemistry, 1982, Vol. 47, No. I, pp. 62-65.

38. Evtodienko Y.V., Medvedev B.I., Kudzina L.Y., Kobelev B.C., Yaguzhinsky L.S., Kuzin A.M. Identificação de um composto que induz o transporte de iões de potássio nas mitocôndrias e nas membranas bicamadas. - Dokl. da Academia de Ciências da URSS, 1977, vol. 233, *Sh* 4, p. 708-711.

39. Zhdanovich N.V., Udalev Y.F. Papel da vitamina e da piridoxina na intoxicação por FOS. - Jornal Médico Militar, 1969, n° 8, pp. 58-61.

40. Zabusov B.G. Estudo histoquímico e patomorfológico do envenenamento letal agudo por alguns FOS em experiências.

41. In livro: Histochemistry in normal and pathological morphology. Novosibirsk, 1967, pp. 358-360.

42. Zagoruiko G.V., Peskareva E.V., Mahinko V.I. Estrutura electron-microscópica das células do parênquima hepático na embriogénese do pato doméstico. - In Book: Molecular and physiol. mecanismos de desenvolvimento da idade. Kiev: Naukova Dumka, 1975, p. 346354.

43. Zainutdinov B.R., Sadykov S., Shulakova T.Y., Isaev E.I. Phospholipids of heart and liver mitochondria during embryogenesis. In Vn.: Biochemistry of mitochondria. Moscovo: Nauka, 1976, p. 166.

44. Zakirov U.B., Kadyrov U.Z., Volokhviansky E.A. Influence of butifos on enzyme-forming function of small intestine (Influência do butifos na função enzimática do intestino delgado). - Toxicol. and Pharmacol. 1975, No. I, pp. 96-99.

45. Zybina E.V. Ultrastructure of the rabbit oocyte at the stage of bilayer follicle. - Cytology, 1975, Vol. 18, N° 2, p. 126-129.

46. Ivanova T.M., Dolgo-Saburov V.B., Stroikov Y.N. Changes in the energy function of mitochondria under the action of eserine and pi-crotoxin. - Ukr. biochemical journal, 1978, vol. 50, no. 6, pp. 691- 694.

47. Kagan Y.S. Questões reais de higiene e toxicologia. B Coleção: Higiene de aplicação, toxicologia de pesticidas e clínica de envenenamento. 1970, vol. 8, p. 18-30.

48. Kagan Y.S., Sasinovich L.M., Voronina L.Ya. On the chronic effect of some pesticides on the functional state of the liver. - Higiene e Saneamento, 1970, n° 9, p. 36-39.

49. Kagan Y.S. Questões actuais do estudo toxicológico dos pesticidas. - In Vn.: Proteção das plantas. Moscovo: VINITI, 1972, vol. I, p. 285-330.

50. Kadyrov U.Z., Zakirov U.B., Volokhoviansky E.A. Atividade enzimática do intestino delgado no envenenamento agudo por butifos. - Med.zhurnal Uzbekistana, 1982, № 6, p. 46-48.

51. Kaloyanova F., Ivanova L., Dimov G., Mukhtarova M. Fundamentação experimental da concentração máxima admissível de BI-58 no ar atmosférico. -

Higiene e Saneamento, 1968, No.6, p.**6-10**.

52. Campo M.A. Effect of chlorophos on oxygen uptake in the placenta of rabbits. - Ukr. biochem. journal, 1982, vol. 54, No. 4, p. 455- 457.

53. Campo M.A. Processos redox na placenta durante a falha da gravidez e exposição experimental a algumas substâncias bioquimicamente activas. - Avtoref. kand. diss.. Biol. das Ciências, Lvov, 1983, 17 p.

54. Kargapolov A.V., Kartseva S.V. Método de fracionamento simultâneo das principais fracções de lisofosfolípidos e seus derivados diacil. - Voprosy med.chemii, 1975, vol. 21, pp. 325-327.

55. Kargapolov A.V., Kartseva S.V., Semenova E.G., Mikelsaar X.0 composição fosfolipídica do complexo adenosina trifosfatase de mitocôndrias de coração bovino. - Sci. dokl. escola superior. Biol.nauki, 1975, vol. 2, p. 50-55.

56. Kargapolov A.V. Changes in the phospholipid composition of intact mitochondria during their swelling in hypotonic sucrose solution. - Biochemistry, 1979, vol. 44, número 2, p.293-296.

57. KargapolovA .V. Análise da composição lipídica
membranas mitocondriais e endoplasmáticas pelo método de
de cromatografia de fluxo horizontal. -Biochemistry , 1981, t
46, vol.4, pp.691-698.

58. Karmilov V.A. Envenenamento experimental subagudo por clorofos. - Pharmacol. and Toxicol. 1973, No.6, p.727-728.

59. Karmilov V. A. Atividade da succinato desidrogenase e
de citocromo oxidase tecidual na intoxicação por clorofos. - In Book: Problems of Pathology in Experiment and Clinic. Moscovo: Medicina, 1974, vol. 1, p. 266-268.

60. KasymovaR .A. Estudo experimental do
efeito embriotóxico do butifos. - Uzbek Biol.Zhurnal, 1975, No.4, p.30-32.

61. Knysh B.C. Efeito separado e combinado de alguns pesticidas organofosforados no organismo. - Cand. diss. Biol. of Sciences, Alma-Ata, 1980, - p. p.

62. Knyazeva JI.C., Najmutdinov K.N., Hakimov 3.3. Efeito do butifos em alguns índices histoquímicos e bioquímicos do fígado de ratos brancos. - Pharmacol. and toxicol. Tashkent, 1975. p. p. 105-108.

63. Kovalenok A.V., Kazanova T.P. Alteração do nível de atividade
Succinato desidrogenase na mosca doméstica durante o envenenamento por clorofos e gama-hexaclorano. - Izvestiya SO AS USSR, ser.biol.Novosibirsk, 1967, № 2, p. II8-I22.

64. Koval T.Yu. Efeito da tiroxina no metabolismo energético das mitocôndrias dos tecidos em desenvolvimento. - Resumo de Cand. diss..... Biol. of Sciences, Tashkent, 1979, - 19 p.

65. Kondrashova M.N. Ciclo de excitação bioquímica. - No livro: Mitocôndrias. Processos enzimáticos e sua regulação. Moscovo: Nauka,
1968, c. I22-131*

66. Kondrashova M.N. Regulação pelo ácido succínico do fornecimento de energia e

do estado funcional dos tecidos. - Resumo da tese de doutoramento do autor. Biol. sciences, Pushchino, 1971, - 52 pp.

67. Konstantinov Y.M., Filippova S.N., Vavilin V.A., Panov A.V., Lyakhovich V.V.. Alterações na fosforilação oxidativa em mitocôndrias de fígado de rato durante o desenvolvimento de colestase. - Voprosy med.chemii, 1980, vol. 26, No. 4, pp. 498-501.

69. Crepe E.M. - Lipídios das membranas celulares. - L.: Nauka, 1981, - 339 pp.

70. Kundiev Y.I. Absorção de pesticidas através da pele e prevenção de envenenamento. - Kiev: Zdorovye, 1975, - 200 pp.

71. Kur. D.A., Iskandarov T.P. Algumas mudanças bioquímicas no efeito combinado do isómero gama HCGC e metil mercaptofos. - No livro: Mater. Sh congresso de higienistas, médicos sanitaristas, epidemiologistas, microbiologistas e especialistas em doenças infecciosas do Uzbequistão. Tashkent: Medicine, 1973, p. II6-II7.

72. Kur D.A. Biological effect of organophosphorus pesticides depending on their chemical structure (Efeito biológico dos pesticidas organofosforados em função da sua estrutura química). - Med.zhurnal Uzbekistana, 1974, n.º 2, pp. 3-6.

73. Kurambaev Y.K. Influência de pequenas doses de pesticida organofosforado antio na secreção e proporção de hormonas glucocorticóides do córtex adrenal. - No livro: Atual issues of immunol. and toxicol. Teses de relatórios da 5ª Conf. Resp. do Instituto Central de Investigação Científica das Universidades Médicas do Uzbequistão. 1981, Tashkent, p. 113-114.

74. Kurysheva K. A., Stolnikova I.I., Kolgushkin G. G. A., Goncharova V. G. Características da composição lipídica do soro sanguíneo da mãe, do recém-nascido e da placenta durante o curso fisiológico da gravidez e do parto. - Obstetrics and Gynaecol. 1983, No. 3, pp. 6-9.

75. Levskaya E.N. Metilmercaptofos. Plenário sobre os resultados dos ensaios estatais de pesticidas e biopreparações em 1973.

76. Leibovich D.L. Avaliação da ação embriotrópica de doses baixas
Pesticidas organofosforados - clorofos, metafos e
Carbophos. Higiene e Saneamento, 1973, nº I, pp. 21-24.

77. Leninger A.L. - Mitocôndrias. - M.: Mir, 1966, p.- 316.

78. Leninger A.L. - Bioquímica. - M.: Mir, - 1974, - 957 pp.

79. Martson L.V., Voronina V.M. Estudo experimental da
Efeito dos pesticidas organofosforados dipterex e imidan na embriogénese. - No livro: Mater. I final Soviet-American Symp. sobre o problema: "Environmental Hygiene", Riga, 1974.M.: Medicine, 1975, p. 163-172.

80. MakhinkoV .I., ShchegolkovV .N. Oxidativo
Fosforilação de mitocôndrias no fígado de embriões de pato durante a segunda metade do desenvolvimento. - In Book: Problems of Age Physiol., Biochem. and Biophys. Kiev: Naukova Dumka, 1974, p. 231-236.

81. Medved L.I., Kagan Y.S., Spinu E.I. Pesticides and public health problems (Pesticidas e problemas de saúde pública). - Journal of the D.I. Mendeleev WHO,

1968, n.º 3, pp. 263-271.

82. Medved L.I. - Livro de referência sobre pesticidas. - Kiev: Urozhay, 1977,   - 265 pp.

83. Melnikov N.N. Journal of the D.I. Mendeleev WHO, 1973, vol. 18, n.º 5, p. 482.

84. Mirahmedov A.K., Sheraliev A., Almatov K.T., Khamidov D.H. Effect of butifos on respiration and oxidative phosphorylation of liver mitochondria of embryos and pregnant rabbits. - Uzbek Biol.Zhurnal, 1984, No.2, p.50-52.

85. Mikelsaar X., Severina I.M., Skulachev V.P. Phospholipids and oxidative phosphorylation   .- Uchpekhisovrem ,
Biol., 1974, vol.3(6), pp. 348-370.

86. Musaev H.N., Almatov K.T., Rakhimov M.M., Akhmedov R.. Funcionamento das mitocôndrias da mucosa do intestino delgado sob a influência da alta temperatura no organismo do rato. - Voprosy med.chemii, 1981, vol. 27, vol. 6, p.763-768.

87. Najmutdinov K.N., Murzabekov S.M., Knyazeva L.S. Influência de pesticidas na morfologia geral e em alguns índices histoquímicos do fígado de ratos. - In Vb.: Voprosy pharmakol. i toxikol., Tashkent, 1975, p.103-108.

88. Novitskaya G.V. - Guia metodológico sobre cromatografia em camada fina de fosfolípidos. - Moscovo: Nauka, 1972, - 103 pp.
1978, Ozernyuk N.D. Growth and reproduction of mitochondria. M.,Nauka,p.263.

89. Panov A .V.,   Lyakhovich V.V.   Mitocondrial
adenina nucleótido-tra- nslokase. - Bioorganic Chemistry, 1978, Vol. 4, No. I, p.518.

90. Panov A.V., Vavilin V. A. A., Soloviev A.A., Lyakhovich V.V.. Relação entre o sistema de nucleótidos de adenina e a fosforilação oxidativa no fígado de rato na dinâmica da fome. - Biochemistry, 1983, vol. 48, vol. 2, p.235-243.

91. Panshina T.N. Alterações na atividade do reflexo condicionado e na atividade da colinesterase sanguínea sob a influência da fosfamida do inseticida organofosforado. - Bull. exp. biol. e med. 1963, № 12, p.56-60.

92. Patrikeeva M.V. Phospholipids of mitochondria of nervous system in ontogenesis of chickens. - Dokl. da Academia de Ciências da URSS, 1964, v.154, p.1235-1237.

93. Poglazov A.F. Investigation of physicochemical properties of mitochondrial outer membranes (Investigação das propriedades físico-químicas das membranas externas das mitocôndrias). - Cand. diss. Biol. de Ciências, M., 1973, - 136 pp.

94. Rodionov G.A., Voronina L.Y. Influência do clorofos no desenvolvimento e curso da patologia hepática na experiência. - Physician's Business, 1973, No. II, pp. 51-58.

95. Rodionov G. A. Para o problema de estudar a influência patogénica de substâncias químicas do ambiente externo no organismo. - Archiv, Pathol. v. 10, p. 48-52.

96. Rakhimov M.M. Almatov K.T. Some features of degradation of polyenzyme systems of rat liver mitochondria exposed to heat (Algumas características da degradação dos sistemas de polioenzimas das mitocôndrias do fígado de rato expostas ao calor). - Biochemistry, 1977, vol. 42, vol. 10, pp. I852-1863.

97. Rakhimov M.M., Almatov K.T. Influência dos iões de cálcio na interação da fosfolipase D com os fosfolípidos das membranas mitocondriais. - Biochemistry,

1978, vol. 43, número 8, pp. 1390-1403.

98. Rotenberg Yu.S. Problema da influência de substâncias tóxicas industriais nos processos bioenergéticos de um organismo em higiene e toxicologia. - Avtoref. dokt. diss.. Biol. ciências, M., 1980,. - 50 c.

99. Rybalchenko V.K., Kurskiy M.D. Role of lipids in biological membranes. Organização molecular e atividade enzimática das membranas biológicas. - Kiev: Naukova Dumka, 1977, -210 p.

100. Racker E. - Mecanismos bioenergéticos. Novas visualizações. - M.:. Mir, 1979, - 216 p.

101. Saidkasymova N.M., Ablyaeva N.H. Characteristics of energy disturbances in liver cells under exposure to bazudine. - Collected in: Problems of hygiene and toxicology of pesticides, Kiev: Nauko va dumka, 1981, part P, p. P., p. 142. 142.

102. Sayramanova Z.S. Influência de alguns pesticidas na função generativa dos animais. - Na coleção: Atual problems of obstetrics and gynaecology. Tashkent: Medicine, 1971, p. 3-21.

103. Sentyurova L.G. Histogénese do fígado e dinâmica do conteúdo no de cobre, zinco, ferro e algumas oxidoredutases na ontogénese pré e pós-natal do coelho. - Avtoref. kand. diss. de biologia. ciências, Astrakhan, 1975, - 21 p.

104. Simonyan A. A. On the influence of lipoprotein fraction isolated from the liver of chicken embryo on oxidative phosphorylation. - No livro: Mitocôndrias. Biological functions in the system of cell organelles. Moscovo: Nauka, 1969, pp. II6-II9.

105. Simonyan A.A., Abramyan K.S., Gevorkyan G.A., Bodlyan R.B., Shatrerova A.A. Ultrastructural changes in mitochondria of chicken heart and liver in ontogenesis. - Biol. jornal da Arménia, 1977, vol. 3,№ 5, c. 18-20.

106. Skulachev V.P. Rácio de oxidação e fosforilação na cadeia respiratória. - Moscovo: Academia de Ciências da URSS, 1962, - 156 p.

107. Skulachev V.P. - Acumulação de energia na célula. - M.: Nauka, 1969, -440 c.

108. Skulachev V.P. - Transformação de energia em biomembranas. - M.: Nauka, 1972, - 204 p.

109. Sologub G.R., Demidenko N.M., Izmailova G.D. Influência dos pesticidas na fosforilação oxidativa e na atividade de algumas enzimas das mitocôndrias do fígado. - In Collection: Scientific-research works of the Central Scientific Research Centre of Medical Universities of Uzbekistan. Samarkand, 1974, vol. 2, p. 109.

110. Staples R, Kellam R, Heisman J. Desenvolvimento de efeitos tóxicos em ratos durante a gravidez após alimentação ou administração gástrica dos pesticidas organofosforados dipterex e imidan. - No livro: Mater. I final Soviet-American Symp. on the problem: "Environmental Hygiene", Riga, M.: Medicine, 1975, p. 163-172.

111. Toropova G.P., Egorov E.V. Alterações no conteúdo de ácidos nucleicos em tecidos e núcleos hepáticos de ratos brancos sob exposição a clorofos. - Questões de Nutrição, 1967, te I, p. 16-20.

112. Trefilov V.N., Fayerman I.S. Condições de trabalho e estado de saúde dos

trabalhadores na produção de pó, metafós. - Higiene e Saneamento, 1965, n° 2, p. 109-!!!-.

113.	Khakimov 3.3., Najimutdinov K.N., Kamilov I.K. Effect of HCHCG, butifos, TMTD on the content of proteins, glycogen and total lipids in the liver. - Questões de Farmacologia e Farmácia, 1973, p. 246-251.

114.	Hakimov 3.3., Najimutdinov K.N., Kamilov I.K. Indicadores do metabolismo energético do fígado na intoxicação aguda com pesticidas. - Em Collected Works: Pharmacol. and Toxicol. Tashkent, 1973, p. 100-104.

115.	Khakimov 3.3., Nadzhimutdinov K.N., Sologub G.R. Alguns dos Parâmetros bioquímicos do metabolismo energético do fígado de ratos durante a administração prolongada de butifos em doses baixas. - Em Collected Works: Problems of Pharmacol. and Toxicol. Tashkent, 1975, p. 87-92.

116.	Khalikov T.S., Agzamov X., Gulyamov T.D., Almatov K.T. Estudo do efeito da bazudina no metabolismo dos hidratos de carbono e lípidos no fígado de ratos. - In book: Theses of reports of the U1 All-Union conf. "Problems of hygiene and toxicology". Kiev: Naukova Dumka, 1981, Parte P, p. I40-141.

117.	KhamidovD .Kh., KhakimovP .A., ShaikhovR .T. Análise luminescente-química de hepatócitos de embriões em desenvolvimento na ontogénese. - Dokl. da Academia de Ciências da SSR do Uzbequistão, 1174, No.6, p.54-56.

118.	Khamidov D.H., Mirahmedov A.K., Sheraliev A.. Atividade funcional das mitocôndrias hepáticas de embriões e do organismo materno sob a ação de butifos. - Na coleção: Mater. Simpósio da União Europeia "Stress, adaptação e distúrbios funcionais". Kishinev, Shtin-tsa, 1984, p.239.

119.	Heisin E.M. Normal and pathological cytology of parenchyma. L.: Nauka, 1960, p.68-71.

120.	Khuriev B.B., Gofmekler V.A., Danilov V.B. Sobre alguns indicadores da ação embriotrópica dos metilmercaptofos em experiências. - In Collection: Mater, scientific-practical conf. of Resp. sociedade de anatomistas patológicos do Uzbequistão. Tashkent: Medicina, 1969, p.51-53.

121.	ᴫTsapko V.G.Mate ly sobre toxicogogia e racionamento higiénico de clorofos. - Avtoref.kand.kand.dis...biol. sciences, 1965, - 21 p.

122.	Shabarchin E.I., Kruglyakova K.E., Handel L.Ya. Sobre a possibilidade de utilizar membranas biológicas como modelos para a avaliação da atividade biológica de pesticidas. - Dokl.AS USSR, 1977, vol. 234, №2, c.490-492.

123.	Shabarchin E.I., Kruglyakova K.E., Handel L.Y., Kabanov V.V. Estudo do efeito do metafos na organização estrutural e funcional das membranas mitocondriais. - Izv. da Academia de Ciências da URSS, ser.biol. 1979, No.6, p.937-942.

124.	Sheraliev A., Almatov K.T., Mirahmedov A.K. Ação de butifosan atividade de sistemas de polioenzimas de membranas de mitocôndrias do fígado de feto e coelhos grávidas.- Uzbek.biol.zhurnal, 1984, №2, p.42-44.

125. Sheraliev A. Estudo da distribuição tecidual e subcelular de konton (fluometiuron) e butifos através da placenta no final da gestação de ratos. Boletim Científico da NamSU 2019, n.º 10, pp. 123-128.

123 Sheraliev A., Otamirzaev Sh., Shukurjonov M. O efeito do butifos no número de lisofórmulas fosfolipídicas das membranas mitocondriais das mitocôndrias do fígado de coelho na embriogénese. "Problemas reais das ciências fundamentais da fisiologia e da valeologia ", Conferência Científica Republicana Online Namangan, 2020, junho, p. 78-80. 78-80.

124 Shvets V.I., Glebov R.N., Tolstikova G.V. Ability of lipids to reactivate ia,K-ATPase of rat brain. $_{окл}$- d . dts USSR, 1974, vol.217, No.3, p.733-735.

125 Abo-Khatwa N., Hollingworth R.M. Pesticidas químicos que afectam algumas funções ligadas à energia das mitocôndrias do fígado de rato in vitro. - Bull. Environ. Contam.& Toxicol. 1974, v. 12,No. 4, p. 446-454.

126 Askermann H.Ubergang phosphororganischer Insectizide in den Embryo-Biidung der Po-Derivate und Auslosung toxisch- er Symptome.- Tag,, Acad. Landvir-tseh.-Wiss., GDR, Berlim, 1974, v. 126, p.23-29.

126 Ackrell B.A.C., Kearney E.B., Merli A., LudwigB., Capaldi A. Interacções entre a succinato desidrogenase e o seu ambiente membranar - Mech. Oxid.Enzymes, Amesterdão e®a., 1978, p.143-154.

127 Agranoff B.W.. Mecanismos bioquímicos do efeito do fosfofidil-inositol. Neurosci. Lab., Vniv.of Michigan, 1103 East Huron Ann Arbor , MI 48109, US , Life Sci., 1983,v. 32,N18, p. 20472054.

128 . Anderson E., Condon W., Sharp D.. Um estudo da oogénese em o coelho Oryctolagus cuniculus com referência específica às alterações estruturais das mitocôndrias - J. Morphol., 1970, v.130, N1, p.67-91 o

129 . Aprille I.R.. Captação líquida de nucleótidos de adenina por mitocôndrias de fígado de rato recém-nascido.- Arch. Biochem and biophys. 1981,N1, p.157-164.

130 . Augustin W., Zborowski J., Baranska J., Wiswedel I., Wojte- zak L.- Síntese de fosfolípidos em mitocôndrias e outras fracções de membrana de reticulócitos de coelho.- Bio- chim, biophys.ata., 1977, v#483, N2, p.298-306.

131.Augustini Cx's.ns iF.Xi. Atuação da fosfolipase A no cristal mitocondrial. Biochim, et biophys.ata., 1969, v.189, N3, p.457-461.

132 Awasthi Y.C., Chuang T.P., Keenan T.W., Crane PcL. Associação de cardiolipina e citocromo oxidase.- Biochem,Biophys. Res. Communs, 1970, ve39, N5, p.822-832.

133 Awasthi Y.C.,Chuang T.F.,Keenan T.W.,Crane P.b.- Cardiolipina fortemente ligada à citocromo oxidase.- Biochim.biophys. ata. 1971, ve226, N1, p.42-53.

134.Bababunmi EoAo,01orunsogo 0.0.,Bassir 0. The uncoupling effect of N-(phosphonomethyl) glycine on isolated rat liver mitochondria.- Biochem.pharmacol., 1979, v.28, N6, p.925- 927.

135 Baginski E.S., Poa P.P., 2ak B. Microdeterminação de fosfato inorgânico, fosfolípidos e fosfato total em medidores biológicos. Clin.chem.ata, 1967, v.13, N9, p.326-332.

136 Baranska W.,Dorywalski K.,Szymkowiak W. Investigação ultra-estrutural e esterológica das mitocôndrias na fase de pré-implantação do desenvolvimento do embrião de rato.- Ann.Med. SecoAcad.Sci., 1976, v.21, N2, p.13-14.

137. Bereziat G. Renouvellement des asides gras des membranes cellalaires. Ann.nutr et alim, 1980, v.34, N2, p.241-254.

138 Berezney R., Awasthi Y.C, Crane PoL. A relação entre fosfolípidos e ATPase de membrana-bounol em partículas de transporte de electrões mitocondriais. J.Bioenerget. 1970, v.1, N5,.p.457-465".

139. Bisson R;Montecucco C.,Gutweniger H.,Azzi A. Subunidades da citocromo~c~ oxidase em contacto com fosfolípidos "Hydrophobic photolabelling with azidophospholipids.- J.Biol.Chem. 1979, v.254, N20, p.9962-9965.

140 Bonini R.I.C.,Alonso T.S.,Bazan S.G. Ácido fosfatídico, fosfatidilinositol,fosfatidilserina e cardiolipídios no curso do desenvolvimento embrionário inicial.Composição e conteúdo de ácidos graxos em embriões inteiros de sapo e frações mitocondriais. Biochim.biophys.ata. 1981, v.664, N3, p. 561-571.

141. Bremer J., Greenberg D.M. Sistema enzimático de transferência de metilo dos microssomas na biossíntese da lecitina (fosfatidilcolina). - Biochim.Biophys. Ata, 1961, v. 46, No. 2, p. 205-216.

142. Brierley G©P., Merola A., Fleischer S. Estudos do sistema de transferência de electrões. 49. Locais de envolvimento de fosfolípidos na cadeia de transferência de electrões. - Biochim. Biophys. Ata, 1962, v. 64, Noo 2, po 218-228.

143 Bruni A., Racker E.'Resolution and reconstitution of the mitochondrial electron transport system' (Resolução e reconstituição do sistema de transporte de electrões mitocondrial). - J. Biol. Chem., 1968, v. 243, no. 5, p. 962-971.

144 Bruni A., Toffano G. Lisofosfatidilserina um intermediário de vida curta com propriedades reguladoras da membrana plasmática© - Pharmacol. Res. Communs, 1982, v. 14, No. 6, p. 469-484.

145. Budreau C.H., Singh R.P. Teratogenecidade e embriotoxicidade do demefon e do fentião em embriões de ratinho CK-1. - Toxicol. Appl. Pharmacol., 1973" v. 24, No. 2, p. 324-332.

146. Cabo-Soler J., Sechi A.M., Parenti-Castelli G., Lenaz G.. Inadequação dos fosfolípidos de mielina para o restabelecimento da atividade da succinoxidase em mitocôndrias depletadas de lípidos. - J. Bioenerget, 1971, v. 2, no© 2, p. 129-134.

147. Chan S.H., Higgins E. Atividade de desacoplamento de ácidos gordos livres endógenos em mitocôndrias de fígado de rato. - Canad. r3J. Biochem, 1978 v.56 Ho. 2S p. 111-116"

148 Chance B., V/illiams J.M. The respiratory chain and oxidative phosphorylation (A cadeia respiratória e a fosforilação oxidativa). - Advan. Enzymol, 1956, v. 17, no. 1, p. 65-135.

149 Chedid A., Nair V. Ontogénese de organelos citoplasmáticos em hepatócitos de rato e o efeito do fenobarbital pré-natal no desenvolvimento do retículo endoplasmático# - Develop. Biol., 1974, v. 39, No. 1, p. 49-62.

150. Chuang ChoCh., Oliver J.T.. Papel do monofosfato cíclico de adenosina na síntese de tirosina aminotransferase em fígado de rato neonatal. Libertação de enzimas de polissomas de membrana in vitro. - Biochemistry, 1971, v. 10, No. 16, p. 2990-3001.

151 Chuang T.F., Awasti Y.C., Crane F.L.. O modelo de membrana da citocromo oxidase do mosaico. - In: Abstr. 54th Ann. Reunião em Atlantic Cityc Federat.Proc., 1970, v. 29, p 540.

152 Chuang T.F., Crane P.L.. Fosfolípidos na reação da citocromo oxidase. - J. Bioenerget, 1973 v. 4, No. 6, p. 563- 578.

153. Danseu G.P, Shapiro B.M A desidrogenase HADH da cadeia respiratória de Escherichia coli. II. Cinética da enzima purificada - J. Biol. Chem, 1976, v. 251, No. 19, p. 5921-5928.

154 Di Francesco C., Brodbeck U. Interação da acetilcolinesterase da membrana dos glóbulos vermelhos humanos com fosfolípidos. - Biochim. Biophys. Ata, 1981, v. 640, no. 1, p. 359-364.

155 Duck-Chong G.G., Poliak J.K.. - In: The Biochemistry of gene expression in urgher organism. - Austr. & New Zeeland Book Publishing Co., Sydney, 1973, p. 305.

156 Erecinska M., Wilson D. F., Miyata Y. Complexo mitocondrial do citocromo b~c--: seus componentes de oxidação-redução e sua estequiometria. - Arch. Biochem.Biophys, 1976, v.177,No. 1, p. 133-143.

157. Ernster L., Dalner G., Azzone G.P. Differential effects of rotenone and amital on mitochondrial electron and energy Transferir. - J. Biol. Chem., 1963, v0 238, No. 2, p. 1124- 1131.

158. Ernster b., Kuylenstiema B. Membrana externa das mitocôndrias. - In: Membranes of mitochondria and chloroplasts. (Van Nostrand & Reinhold - Eds.). N.Y., 1970, p. 172-212o

159. Fain J.N.,Liu Suc-Hwa,Litosch I.,Wallace M. Hormanal regulation of phosphatidylinositol brean down.- Life Sci , 1983, v. 32, N8, p. 2055-2067.

160. Pelter S.A.,Stahi A. Properties of a hydrophobic protein from yeast mitochondria inner memdrane.- Biochimie, 1978, v. 60, N10, p. 1175-1199. 1175-1179.

161. Peo P.,Canuto R.A.,Garcea R.,Brossa 0. O papel das interações lipídio-proteína na NAD.H-citocromo-c-redutase (insensível à ro- tenona) de mitocôndrias de fígado de rato.- Biochem.biophys.actao 1978, v. 504, N1, p. 1-14.

162. Fish S.A. Organophosphorus cholinesterase inhibitors and fetal development - Amer. J.obstet. Gynecol. 1966, v. 96, N8, p. 1148-1154.

163. Fleischer S.,Klouwen H. The role of soluble lipid in mitochondrial enzyme sustem.- Biochem.and Biophys. Res. Communs, 1961, v. 5, N5, p. 378-383.

164. Fleischer S., Casu A., Pleischer B.. Um requisito fosfolípido para a oxidação de NADH em mitocôndrias - Ital.J.Biochem, 1977, v. 26, N4, p. 277-296.

165. Folch Pi.J., Lees M., Sloane-Stanley G.H.. Um método simples

para o isolamento e purificação de lípidos totais de tecidos animais - J.Biol.Chem. 1957, v. 226, N1, p. 497-509.

166. Fry M., Green D.E.. Reguirementação de cardiolípidos pelo citocromo oxidase e o papel catalítico dos fosfolípidos - Biochem. e Biophys. Res. Commun. 1980, v.93, N4, p.1238-1246.

167. Fry M., Green D. Cardiolipin reguirement for elektron fras- fer in complex I and III of the mitochondrial respiratory chain.- J.Biol.Chem. 1981, v.256, N4, p.1874-1880.

172. Fry M., Green D.E.. Estudos sobre a resolução da citocromo oxidase - J.Bioenerg.and Biomembr. 1981, v.13, N1-2, p. 61- 87.

173. Gan-Elepano M., Mead J.F.. A função da fosfolipase Ag no metabolismo dos lípidos das membranas - Biochem. Biophys.Res. Communs, 1978, v.89, N1, p.247-251.

174. Gazzotti P. Mitochondria: a general survey.- Top. Bioelec- trochem and Bioenergeties.- 1980, v.3, P" 149-190.

175. Gericke C., Hettwer H., Staib W. Alterações no padrão de ácidos gordos das membranas plasmáticas e das mitocôndrias no fígado de ratos após envenenamento com organofosforados - Biochem. Exp. Biol., 1976, v.12, N3, p. 293-305.

176. Gibson K.D., Wilson J.D., Udenfriend S. The Enzymatic Conversion of Phospholipid Ethanolamine to Phospholipid Choline in Rat liver - J.Biol.Chem, 1961, v.236,N3,p.673-679.

177. Godinot C. Nature and Possible Function of Assocition bat- ween Glutamate Dehydrogenase and Cardiolipin.- Biochemistry, 1973, v.12, N21, p.4029-4034.

178. Greenfield P.C., Boell E.J.. Succinic dehydrogenase and cytochrome oxidase of mitochondria of chick liver and skeletal muscle during embryonic development. - J.Exper.Zool., 1968, v. 168, p.491-500.

179. Hallman M. Changes in mitochondrial respiratory chain proteins during prenatal development of enviromental oxygentension.- Biochim,biophys. ata.1971,v.253,N2, p.360-372.

180. Hallman M., Kanlare P. Cardiolipina e citocromo AA3 em mitocôndrias de fígado de ratos. Evidência de formação sucessiva de componentes da membrana interna.- Biochem.Biophys. Res. Communs. 1971,v.45, N4, p.1004-1110.

181. Hatefi Y., Haavik A.G., Grffiths D.E.. Estudos sobre o sistema de transporte de electrões - J.Biol.Chem. 1962, v.237, N5, p.1681-1685.

182. Hathwoy D.E., Amoroso E.C. The effects of pesticides on mam- mali an reproduction - Toxicol.Biodegradet. and Effic. Livestock Pesticides, Amesterdão, 1972, p.213-251.

183. Hettwer H., Gericke Ch. Lipide der Plasma membrane und der Mitochondrien ans Rattenlever nach Paraoxon-IntexsKation.- Arch.Toxicol.,1977,v.38, N4, p.251-260.

184. Hundt E., Kadenbach B. Sobre o peso molecular das subunidades mitocondriais sintetisadas da citocromo oxidase de fígado de rato. J.Physiol.Chem, 1977, v.358,

N10, p.1309-1314.

185. Hunter D.R., Komai N., Haworth R.A. Oxidative phospholytion and respiratory control in lysolecithin treated electron transport particles. - Biochem.Biophys. Res.Communs, 1974, v,56, N3, p.647-653.

186. . Ivanetich K.M.,Henderson J. J.,Kaminsky L.S.-Algumas propriedades de um complexo fosfolipídico mitocondrial misto de citocromo-c.-Bioquímica, 1974,v.13,N6,p.1469-1476.

187. Kadenbach B. Síntese de proteínas mitocondriais: demonstrações de uma transferência de proteínas dos microssomas para as mitocôndrias. -Biochem. biophys.acta.1967,v.134,N2,p.430-442.

188. Kandas Wami C.,D'Lorio A. Em fígado de rato mitocondrial mono
atividade da amina oxidase e lípidos.-Arch.Biochem.biophys, 1978,v.190, N2, p.847-849.

189. Keranen A.,Kankare P.,Hallman M. Alterações na composição de ácidos gordos dos fosfolípidos nas mitocôndrias hepáticas e nos microssomas do fígado durante a gripe.

190. Kimbrough R., Gaines T. Efeito de compostos orgânicos de fósforo e agentes alquilantes no feto.-Arch.Environ. Saúde, 1968, v.16, p.805808.

191. 'Kleinrok Z., Jagiello-V/ogtowicz E.,Sieklucka~Dziuba M. - Efeitos da fluorostignina, da toxogonina e da atropina na atividade da monoamina oxidase e no nível de aminas biogénicas no cérebro do rato - Ata physiol.pol., 1979, v.30.N4.P.437-444.

192. Kolorav J., Wielburski A., I.B.Mendel-Hartvig, B.D.Nelson. Síntese de citocromo oxidase em hepatócitos isolados de ratos.-Biochem.biophys.ata,1981,v.652,N2, p.334-346.

193. Laley B.O.,Gibson M.A. Association of hipogbycemia and pancreatic leiet tissul with micromelia and malformation treated chick embryos. - Can.J.Zool.,1977,v.55,N2,p.261-264.

194. Lamboni L.Mastrojanni L.Electron microscopic studies on rabbit ova.-J.Ultrast.Res.1966, v.14, N1, p.95-117.

195. Lardy H.A.,Welman H.Oxidative phosphorylation: Role of inorganic phosphate and acceptor system in control of metabolic
J.J.Biol.chem., 1952,v. 185, p.215.

196. Lee C.P. A fluorescent probe of the hydrogen ion concentration in ethylendinetetzacetic acid particles of beef mitochondria. -Bioquímica, 1971, v.10, N10, p.4375-4381.

197. Lenas G.,Ca3telli A.,Littarru G.P.,Bertoli E.,Folkers K.Especificidade dos lípidos e da coenzima Q no NADH mitocondrial e no suce
cin-oxidase de coração de beterraba e S.cerevisiae. 1971, v.142,N2,p.407-416.

198. Levy M.,Toury R.,Sauner M.T.,Andre J. Recent findings of the biochemical and enzymatic composition of the tab isolated mitochondrial membranes in relation to their structure.- PEBS Sympos, 1960, v.17, pc 33-42.

199.	Linda Yu, Chang-An Vy King T.E.. Estrutura da subunidade do citocromo b-c constitutivamente ativo, determinação completa dos ácidos aminados e distribuição molar da fração da subunidade a partir da eletroforese em gel - Biochim.Biophys.Ata. 1977. v. 495,N2, p. 232-247.

200.	Lowry O.H.,Rosebrough W.I.,Farr A.L.,Randell R.I. Protein measurement with the folin phenol resgent.-Jo biol.chem., 19510 vc139f N1, p.265-275.

201.	Lutz-Oslertog Y.,Heiniel R.,Sutz H. Effect du paration sur le developmenthment de l.embryon de caille et de certains de ses organes in "vivo" et in "vitro".- Bull.biol.Prance et Belgiguf, 1969, v.103, N3, P. 468-470.

202.	Machinist J.M.,Singer T.P.,Reação da coenzima Q no segmento DPNH dehudrogenase da cadeia respiratória.-Proc.Nat. Acad. Sci. USA, 1965, v.53. N2, p, 467-474.

203.	Mackler B.,Grace R.,Duncan H.M. Estudos do desenvolvimento mitocondrial durante a embriogénese no rato.- ArcheBiochem. Biophys. 1971.v.144, N23. p. 603-610.

204.	Maisterrena B., Comte J., Gantheron D.C. Purificação de membranas mitocondriais de coração de porco. Caracterização enzimática e morfológica em comparação com os microssomas - Biochem. Biophys. Ata, 1974, v. 367, N2, p. 115128.

205.	Marfson L.V.,Voronina V.M. Estudo experimental do efeito de uma série de pesticidas fosfóricos (dipterex e imi- dan) sobre a embriogénese.-Environ.HealthePerspect, 1976, v.13, p. 121-125.

206.	Masliuska D.,Zalewska Z. Efeito do diclofos administrado à descendência. Polia histochem. cytochem. 1978, v. 16,N4, p. 334-341.

207.	McMurray M.C., Magee W.L.. Metabolismo dos fosfolípidos. - Ann.
Revo Biochem, 1972, v. 41, p. 129-160.

208.	Nakazawa T., Asami E., Suzuki H., Yukawa Oo Aparência do sistema de conservação de energia na miticondria do fígado de rato durante o desenvolvimento. O papel da translocação de nucleótidos de adenina.
68. J. Biochem. 1973. v. 73. No. 2, p. 397-406.

209.	Neville D.M., Clossmanh H. Composição das subunidades das proteínas da membrana plasmática. Um estudo comparativo por eletroforese descontínua em dodecil sulfato de sódio. - J. Biol. Chem., 1971, v. 246, no. 20, p. 6335-6338.

210.	Nishibayashi Y.H., Cunningham C.C., Racker E. Resolução e reconstituição do sistema de transporte de electrões mitocondrial. III. Ordem de reconstituição e necessidade de um novo fator para a respiração. - J. BIOL. Chem., 1972, v. 247, No. 3, p. 698-704.

211.	O'Brien P., Matlid A., Organisation of the citric acid cycle enzymes in the mitochondrial matrix. - (9th Int. Cong. Biochem., Stokholm, 1973). Abstr. Book, Stokholm, 1973.P. 378.

212.	OLORUNSOGO O., Bababunmi E. A., Bassir O. O efeito inibitório
de N-(fosfomonometil)-glicina in vivo no inchaço induzido por fosfato dependente de

energia de mitocôndrias isoladas de fígado de rato. - Toxicol. Lett., 1979, v. 4, p. 303-306.

213.   Parce J.W., Cunningham C.C., Waite M. Mitochondrial phospho-.
A atividade da lipase A2 e o envelhecimento mitocondrial. - Bioquímica,
1978, v. 17, no. 9, p. 1634-1639.

214.   Parenti-Castelli G., Sechi A.M., Landi L., Cabrim L., Nascarello S., Lenaz G.. Interação lípido-proteína em mitichond- ria. VII. Uma comparação do efeito da remoção de lípidos e da perturbação lipídica nas propriedades cinéticas da ATPase mitocondrial. - Biochim. Biophys.Ata, 1979, v. 547, N1, p. 161169.

215.   Parsons S.P., Simsons M.Y.. Biossíntese de ADN por mitocôndrias isoladas. [14]Incorporação de trifosfato de timidina - 2- C . - Science, 1967, v. 155, N 3758, p. 91-93.

216.   Pitotti A., Dabbeni-Sola P., Bruni A. Phospholipid-depen- dent assembly of mitochondrial ATPase complex. - Biochim. Biophys. Ata, 1980, v. 600,n1, p. 78-80.

217.   Poliak J.Ko, Woog Mo Alterações nas proporções de duas populações mitocondriais durante o desenvolvimento do fígado embrionário de pinto. - Biochem. J., 1971, v. 123, N. 3, P.347-353.

218.   Poliak J.K.. A maturação da membrana interna das mitocôndrias do fígado de rato fetal. Um exemplo de um mecanismo de feedback positivo. - Biovhem. J., 1975, ve 150o N. 3, P. 477-488.

219.   Poliak J.K., Sutton R. The transport and accumulation of adenine nucleotides during mitochondrial biogenesis. - Biochem. J., 1980, v. 192, N. 1, p. 75-83.

220.   Poyton R.O., Schaftz G. Citocromo-c-oxidase de padeiros
fermento. III. [0]Caracterização física de subunidades isoladas e evidência química para duas classes diferentes de polipeptídeos - J. Biol. Chem., 1975, v. 250, N. 2, p. 752-76l.

221.   Proctor N.H., Casida E. Teratogénese de insecticidas organofosforados e de carbomato de metilo: diminuição da NAD em embriões de galinha. - Science, 1975, v. 190, N 4214, p. 580-582.

222.   Racker E - Mechanisms in bioenergetics - N.Y.-Londres,
Acad. Press, 1975, - 259 p.

223.   Raw L., Makler H.R.. Estudos de enzimas de transporte de electrões, J. Biol. Biol. Chem., 1959, v. 234, N 7, p. 1867-1873.

224.   Rosas S.B., Carmen S.M., Ghittoni V©E. Efeito de pesticidas nos ácidos graxos e na composição fosfolipídica de Es~ chericia coli. - Appl. & Environ. Microbiol., 1980, v. 40,N 2, Po 231-234.

225.   Rydstrom J., Kanner N., Racker E. - Biochem.Bipphys. Res. Communs, 1975. v. 67, p. 831-839.

226.   Schatz G., Mason T.L.The biogenesis of mitochondrial proteins. - Ann. Rev. Biochem, 1974, v. 43, N 1, p. 51~87.

227.   Schnaitman C.A., Greenwald I.M. Enzymatic properties of the inner and outer membranes of rat liver mitochondria. - J. Cell. Biol., 1968, v. 38, p. 158-175.

228. Schnaitman C.A., Greenwald I.M. Further studies on the localisation of enzymes in mitochondria. - J. Cell. Biol., 1968, v. 35, p. 254-260.

229. Schneider W.C., Hogeboom GoH.Distribuição intracelular de enzimas. V. Estudos adicionais sobre a distribuição do citocromo c em gomogenatos de fígado de rato. - J. Biol. Chem., 1950, v.p. 123-131.

230. Scholte H. R. Separação e caraterização enzimática das membranas interna e externa das mitocôndrias do coração de rato. - Biochim. Biophys. Ata, 1973, v. 330, N 3, p. 283-293.

231. Sebald W., Machleidt W. Otto J. Produtos da síntese proteica mitocondrial de Neurospora crassa. Determinação de quantidades equimolares de três produtos na citocromo oxidase com base na análise de aminoácidos. - Eur. J. Biochem., 1973, v. 38, N 1, p. 311-324.

232. Seits H.J., Muller M.J., Krone W, Tarnowski W. Controlo coordenado do metabilismo intermediário no fígado de ratos pela relação insulina/glucagon durante a estagnação e após a alimentação com glucose. - Arch. Biochem. Biophys, 1977, v. 183, N2, p. 647-663.

233. Shud A.L., Shrago E., Bittar N., Folts J.D., Koke JoR.Acyl-CoA inhibition of adenine nucleotide translocation in ischemic myocardium. - Amer. J. Physiol, 1975, v. 228, J 3, p. 689-692.

234. Sitkewicz D., Zalewska Z. Efeito de insecticidas organofosforados em algumas oxidoredutases em mitocôndrias de cérebro de rato. - Neuropathol.Pol., 1975, v. 13, N 3-3, p. 4-63-469.

235. Sitkewicz D., Konecka A.M., Chojnocka-Baldys K. Czhych naoktywnose oskydazycytochromowej i dehydrogenazy bursztynia- nowej mozgy szczura i kury. - Rocz.Panet.Zakl.nig., 1976,3, P. 277-286.

236. Sirkewcz D., Skonieczna M., Ortowska E., Bicz W.The effect of organophosphorous insecticides on the oxidative processes in rat brain mitochondria.Comparative studies of chlorfen- vinphos and its chemical analodse - Weuropathol.polo, 1978, v. 16., N 4, p. 487-495.

237. Sjostrand P.S. A estrutura das membranas mitocondriais: um novo conceito. - J. Ultrastruc. Res., 1978, v. 64, N 3, P. 217-245.

238. Skonieczna M., Weirciak M., Scislowska I., Biez W. Influência de clorfenvinfos e ipofos nos processos de oxidorredução em miticondrias de cérebro de rato durante o desenvolvimento. - Neuro- patol. pol., 1981, v. 19, N 2, p. 197-208.

239. Smoly J.M., Kuylenstierna B., Ernster Lo Organização topológica e funcional das mitocôndrias. - Proc. Natl. Acad. Sci. USA, 1970, v. 66, N 1, p. 125-131.

240. Spetale M.R., Moricoli LoS., Rodriguez G.E.. O efeito de compostos organofosforados na respiração de mitocôndrias de fígado de rato. - Farmacol. Ed. Sci., 1977, v. 32, N 2, p. 166-172.

241. Staples R.S., Kellam R.G., Haseman J.K.. Toxicidade para o desenvolvimento no rato após injeção ou gavagem de pesticidas organofosforados (dipterex, imidan) durante a gravidez. - Environ. Health.Respect., 1976, v. 13, p. 133141.

242. Staszyc J. Kifer Eo,Badania nad vpliwen preparatu foafor- organicznego na organizm ciczanyck szczucow i plodov oraz na Komorki w Holowki tranlowej. - Ann UMCS, 1974, D 29, p. 249-254.

243. Stephans R.J., Bils R.P. Ultrastructural changes in developing chick liver. I. Cutologia geral. - J. Ultrastruct.
Rs., 1967, v. 38., N 3, p. 456-474.

244. Stoffel W., Schniefer H.G.. *Estudos de ressonância magnética nuclear de 3C das interacções lipídicas em vesículas lipídicas simples e multicomponentes. - J. Phys. Chem., 1968, v. 349, N 23, p. 1097.

245. Swirczynski J., Scislowski P., Aleksandrowicz Z. Alta atividade de oxidação de -glicerofosfato pelas mitocôndrias da placenta humana. - Biochim. Biphys. Ata, 1976, v. 429, I 1, p. 46-54.

246. Szarkowska L. The restoration of DPKH oxidase activity by coenzyme Q (ubiquinone). - Afch. Biochem. &Biophys, 1966, v. 113, N 3, p. 519-525.

247. Thompson E.D., Parks L.W.. Lípido associado ao citocromo
Oxidase derivada de mitocôndrias de levedura. - Biochim. Biophyso Ata, 1972, v. 260, N 2, p. 601-607.

248. Tos-Luty S., Puchla W., Latuszynska J. Badaia toksysznos- cichlorfenvinfosu dla zaradkow kurrych. -Bromatol. i chem. toksycol.,1972, v.5, *J*, P.339-343.

249. Vignais P.V. Molecular and physiological aspects of adenine nucleotide transport in mitochondria (Aspectos moleculares e fisiológicos do transporte de nucleótidos de adenina nas mitocôndrias). Biochim.Biophys.Ata, 1976, v.456, N1, p.1-38.

250. Virji M., Knowles P. Interacções proteína-lípido na citocromo oxidase de S. serevisiae. Efeitos de detergentes e reconstituição da atividade enzimática por fosfolípidos utilizando a troca mediada por colato - Biochem. J., 1978, v.169, N2, p.343-350.

251. Yeung D., Oliver J.T.. Factores que afectam a indução prematura da fosfopiruvato carboxilase no fígado neonatal do rato.
Biochem. J.,1968, v.108, N2, p.325-331.

252. Wharton D.C., GriffethsD.E.. Ensaio do efeito da citocromo oxidase dos fosfolípidos e outros factores - Arch. Biochem. Biophys, 1961, v.96, N1, p.103-114.

253. Weiss H., Juchs B. Isolamento de um complexo multiproteico contendo citocromo b e c de mitocôndrias de Neurospora crassa por cromatografia de afinidade em citocromo e imobilizado e ferrocitocromo c para o complexo multiproteico. - Eur. J.Biochem, 1978, v.88,$T 1, p.17-28.

254. Wilson J.C. Amer.j.Anatom., 1973, v.136, N6.

255. Zanler W., Fleischer S.J.. Estudos cinéticos sobre a necessidade de lípidos da citocromo c oxidase mitocondrial. - J.Bio- energet., 1971, v.2, N 3-4, p.209215.

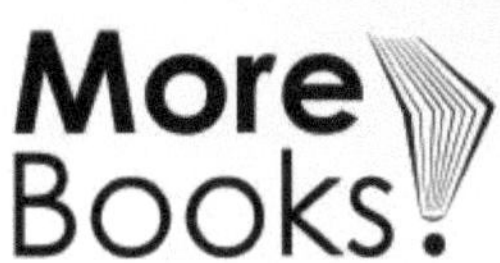

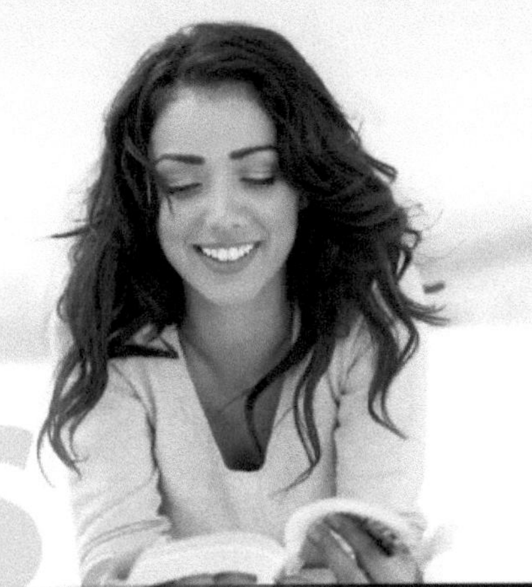

Buy your books fast and straightforward online - at one of world's fastest growing online book stores! Environmentally sound due to Print-on-Demand technologies.

Buy your books online at
www.morebooks.shop

Compre os seus livros mais rápido e diretamente na internet, em uma das livrarias on-line com o maior crescimento no mundo! Produção que protege o meio ambiente através das tecnologias de impressão sob demanda.

Compre os seus livros on-line em
www.morebooks.shop

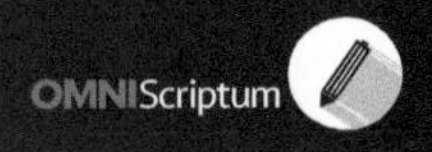

Printed by Books on Demand GmbH, Norderstedt / Germany